Telle mère, quelle fille ?

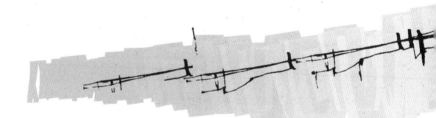

Coordination de projet et direction éditoriale :
Les Communications Jean Couture inc.
Correction : Linda Nantel et Anne-Marie Théorêt
Infographiste : Luisa da Silva

DISTRIBUTEURS EXCLUSIFS :

• Pour le Canada et les États-Unis :
MESSAGERIES ADP*
2315, rue de la Province
Longueuil, Québec J4G 1G4
Tél. : 450 640-1237
Télécopieur : 450 674-6237
Internet : www.messageries-adp.com
* filiale du Groupe Sogides inc.,
    filiale du Groupe Livre Quebecor Media inc.

**Catalogage avant publication de Bibliothèque et
Archives nationales du Québec et Bibliothèque et
Archives Canada**

Thibault, Sophie

  Telle mère, quelle fille ?

  ISBN 978-2-7619-2264-7

  1. Thibault, Sophie. 2. Larouche-Thibault, Monique.
3. Mères et filles. 4. Journalistes de télévision - Québec
(Province) - Biographies. 5. Sclérose en plaques - Patients
- Québec (Province) - Biographies. I. Larouche-Thibault,
Monique. II. Titre.

PN4913.T44A3 2009   070.1'95092   C2009-940254-8

Pour en savoir davantage sur nos publications,
visitez notre site : **www.edhomme.com**
Autres sites à visiter : www.edjour.com
www.presseslibres.com • www.edtypo.com
www.edvlb.com • www.edhexagone.com
www.edutilis.com

Gouvernement du Québec – Programme de crédit
d'impôt pour l'édition de livres – Gestion SODEC –
www.sodec.gouv.qc.ca

L'Éditeur bénéficie du soutien de la Société de développement des entreprises culturelles du Québec
pour son programme d'édition.

03-09

© 2009, Les Éditions de l'Homme,
division du Groupe Sogides inc.,
filiale du Groupe Livre Quebecor Media inc.
(Montréal, Québec)

Tous droits réservés

Dépôt légal : 2009
Bibliothèque et Archives nationales du Québec

ISBN 978-2-7619-2264-7

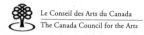

Le Conseil des Arts du Canada
The Canada Council for the Arts

Nous remercions le Conseil des Arts du Canada de
l'aide accordée à notre programme de publication.

Nous reconnaissons l'aide financière du gouvernement du Canada par l'entremise du Programme
d'aide au développement de l'industrie de l'édition
(PADIÉ) pour nos activités d'édition.

Sophie Thibault
Monique Larouche-Thibault

Telle mère, quelle fille ?

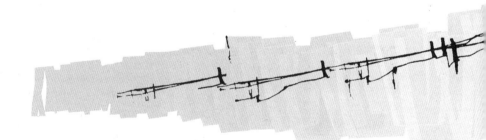

*Collaboration à la rédaction
pour Monique Larouche-Thibault : Jean Couture*

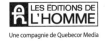

LES ÉDITIONS DE
L'HOMME

Une compagnie de Quebecor Media

Double page

Voici l'acte de naissance d'une relation mère-fille. Jusqu'à maintenant, j'avais la vague impression d'être le premier bébé né avant sa mère. C'est ce qu'on appelle un bébé éprouvé! Quand j'ai appris à me tenir debout, elle a commencé à marcher assise. À l'époque où je songeais aux enfants, elle était aux couches. Et aujourd'hui, je lui brosse les dents. Ah! maman, maman... Je lui devais bien ça, de la remettre au monde, non? Pas une vie, ça! Immobile qu'elle est, dans sa propre peur, vissée à sa chaise croulante par la sclérose qui lui donne des ordres implacables...

«Votre corps est un temple...», disait-on du haut de la chaire en ce temps-là. Ses colonnes à elles se sont effondrées. La maladie est devenue le cinquième membre de la famille, le cinquième élément. Nous avons tous appris, papa Marc, mon frère, Luc, et moi à casquer, à la gérer à notre façon. Comme la mort, la maladie a décliné ses étapes: déni, colère, frustration, acceptation, résignation. Oui, elle nous a empoisonné la vie, cette sclérose.

Mais en dépit des douleurs, des chagrins, des limites qu'elle impose, la maladie apporte aussi son lot d'apprentissages. Si tant est que ce passage sur terre est une occasion de s'étirer vers le ciel, cette saloperie aura certainement forgé nos âmes. La maladie comme une aventure en soi, un appel au dépassement, un cadeau… mal emballé !

Il faut dire aussi que, avec ou sans sclérose, j'ai une mère qui n'est vraiment pas comme les autres. Charmeuse impénitente, tous ceux qui la connaissent vous diront à quel point ils ne peuvent résister à son pouvoir de séduction. Sa vivacité d'esprit et son humour décapant ont pour effet de maintenir son entourage dans un état de déséquilibre constant. Malgré son incapacité de marcher droit, Monique n'a de cesse de rayonner et d'attirer vers elle une humanité bigarrée qui n'hésite pas à fermer les yeux sur ses petites manipulations pour mieux apprécier son indéfectible rage de vivre. Que dire de plus sinon que j'ai une mère qui aime la vie… à mort !

Elle a toujours aimé se raconter, s'inventer des vies. Petit train va loin, avec un seul index, sept jours sur sept, elle s'est couchée sur papier. A publié romans et autobiographie, salués par la critique, à l'époque où elle était encore un tant soit peu fonctionnelle. Et, depuis vingt ans, plus rien. La paralysie l'a envahie au point où écrire n'est plus qu'un fantasme récurrent : « Sophie, je veux publier… une dernière fois, avant que l'impotence terminale me rattrape. » Fantasme d'écrivaine. dépossédée à qui ce projet de journal à deux voix a redonné voix aux chapitres.

Il a fallu un certain temps pour vaincre mes résistances : ces journées déjà trop bien remplies, la pudeur, la réserve proverbiale des Thibault, mon jeune âge. Mais surtout ces vagues zones de douleur, petites crottes sur le cœur et autres refoulements profonds qu'on préfère laisser là où ils ont creusé leurs habitudes. Puis j'ai accepté de me prêter au jeu en me disant que l'écriture nous permettrait peut-être de mettre des mots sur des paralysies que nous n'avions pas encore nommées, mais qui s'étaient pourtant installées à demeure entre elle et moi.

Ce journal est aussi né du désir de faire le point à la mi-quarantaine sur cette relation complexe, souvent complice, mais parfois tumultueuse, avec cette reine mère qui se plaît à répéter qu'elle est un insondable mystère. Du besoin aussi de mettre un terme au malheur récurrent de cette lignée de femmes souffrantes qui m'ont précédée. Enfin de l'intérêt, après la mort de mon père, de vivre une relation totalement *désclérosée* avec une mère plus libre que son apparente paralysie le laisse supposer. Comme disait si bien Freud : « Faute de pouvoir voir clair, nous voulons, à tout le moins, voir clairement les obscurités. »

Ma man, ma manchote, ma manie, ma mante religieuse, maman clopin-clopant, épuisée morte. Comme elle, j'ai toujours été habitée par l'envie d'écrire. Parce que j'aime les mots, les mots qui prennent toute la place, les mots d'esprit, les mots qui s'envolent. Je suis depuis longtemps habitée par l'attrait d'aller au-delà des formules toutes faites de la femme-tronc qui se présente au petit écran tous les soirs pour rappeler ce qu'il faut savoir et ce pourquoi il faut nous angoisser : « Bonsoir, mesdames, messieurs, voici notre journal de fin de soirée ; le fruit de notre histoire recto verso. » En deux temps qui se recoupent, qui se tressent : sa vie, la mienne, comme un écho.

Au cœur de cette relation mère-fille, archaïque et déterminante, une inconnue qui aura inversé les rôles... Ai-je donné naissance à une mère paralysée par la vie ? Ai-je vécu neuf vies en une, comme un chat, pour la venger du mauvais sort ? Cette hyperactivité vitale, est-ce mon propre fauteuil roulant, carcan coupable à utilités multiples ?

Qui est la mère ? Qui est la fille ?

Pacte de renaissance

Nom : Larouche-Thibault. Prénom : Monique. Âge : celui d'avant les abandons. État d'esprit : biscornue mais pas contagieuse. Métier connu : auteure contrainte à l'inactivité littéraire depuis plus de vingt ans. Attribut inaltéré : humour impertinent. Perspective d'avenir : défier l'impotence et publier de nouveau. Avertissement : certains épisodes pourraient choquer des lecteurs peu rompus aux relations a-mères...

♪ *La sclérose m'est venue au cœur et au corps, la sclérose est venue changer mon décor...* ♪ C'est sous sa forme la plus lente que la sclérose en plaques s'est infiltrée en moi. Celle qui vous laisse juste assez de facultés pour mesurer toute l'importance de celles qu'elle vous enlève une à une. Bien que traînarde et indolente, mon insaisissable intruse n'a eu de cesse de faire ses ravages : à vingt ans je trébuchais, à trente je claudiquais, à quarante j'ankylosais et, à cinquante ans, seul un fauteuil roulant me procurait une sensation – bien illusoire – d'équilibre.

Cette bouffeuse de terminaisons nerveuses a finalement squatté tout mon corps. Depuis le temps qu'elle y a établi ses quartiers, elle occupe maintenant tous les recoins. Partout dans mes articulations, c'est la débâcle totale. Même ma voix m'abandonne. Les cordes vocales se croisent; me voilà avec une voix sépulcrale. «J'ai la voix cassée», que je dis à tout le monde. Et cette fatigue... comme une ennemie sournoise qui me garde en joue.

Et maintenant que l'omniprésent Marc s'est prévalu de son aller simple pour aller voir ce qui se passait de l'autre côté des nuages, me voici projetée à l'avant-scène de ma vie. D'où viens-je? Où vais-je? Qui suis-je? Une marathonienne – «Nous avons gagné!» – condamnée à l'épuisement, après cinquante ans de course pour rattraper sa vie, canne et marchette à l'appui? Une poétesse? – «Quarante-deux milles de choses tranquilles» – isolée dans sa structure défaite – «Pour supporter le difficile... et l'inutile!» Une Marquise des anges – angélique, merveilleuse, indomptable – rivalisant de charme avec sa propre fille? «Miroir, miroir, dis-moi qui est la plus...»

Mais en contrepartie de ces certitudes factices, il y a toujours un côté du mur à l'ombre. Et si je n'avais été qu'une mère apitoyée ou, pire, qu'une mégère impitoyable? Qu'une enquiquineuse perpétuellement obsédée – Bonne mère! – par la recherche d'équilibre entre son cœur, à bâbord, et son corps, à tribord? Questions superfétatoires... «Monique, ressaisistoi, la sinistrose est en train d'atteindre tes cellules souches!» Musardise, diarrhée verbale que tout cela. «Maintenant que de la vie je sais une ou deux petites choses, pourquoi ne pas me réinventer entre deux couvertures cartonnées?»

Mais bien que je croie à la résurrection des mots, faut pas m'illusionner; d'un écrivain je n'ai plus que les idées. Mes dernières gammes sur un clavier remontent à l'époque où je jouais de la tapageuse sur d'antiques outilles à cloche et à ruban. Depuis, l'impotence m'a contrainte à ravaler mes envies. Plus de doigts à poser sur les touches, plus de bras pour jouer de la souris, même plus de mains pour tenir une boîte à paroles. Mais cela ne m'empêche pas de croire aux miracles pour autant : « Monique, l'écriture t'a sauvée ; lève-toi, prends tes mots et marche. »

L'agencement des lettres et des accents m'a toujours fascinée. Très tôt, j'ai découvert comment on peut s'amuser avec eux. Chaque fois, la feuille blanche conjure mes peurs et la page imprimée me donne un sentiment d'utilité. Écrire, écrire… pour me rabibocher avec moi-même et me relever de mon existence assiégée. Quel bonheur de laisser mes élucubrations clopiner sur du papier tout neuf : maçonner les expressions, poncer les phrases, polir la formule et laisser les lettres faire leurs simagrées. L'espace de quelques pages, quitter ma mobilité détruite et sauter entre les lignes.

Mais y aurait-il donc, quelque part, un gratte-papier disposé à prêter ses mains à la manchote que je suis devenue ? Quelle douleur… Devoir m'en remettre à un commis aux écritures pour redonner vie à ma plume. Moi qui ai l'habitude de vivre par autodérision, voilà que, maintenant, j'aurais à écrire par procuration.

Mais la vie nous réserve parfois de ces surprises. Calepin en main, sourire en coin, voilà que s'amène mon rédacteur de la vingt-cinquième heure. C'est donc lui qui sera moi.

— Monsieur, s'il vous plaît, permettez-moi de me présenter : Monique qui raille, Monique qui braille, *Monica la mitraille* !

— C'est un plaisir de vous…

— Ah oui ! j'oubliais ; Monique qui déraille aussi parfois…

— Mais ce n'est pas ce que je voulais dire…

— Vous ne manquez pas d'ambition, jeune homme, pour vous mesurer aux commissions littéraires d'une femme qui ne marche que dans sa tête !

— J'avais pensé que…

— Quoi, vous m'avez déjà lue, dites-vous ?

Résolu, on dirait… Je finirai bien par le mettre à ma main, celui-là ; question de vérifier ce qui se cache derrière ses caractères ! D'autant plus qu'il faut se presser, car, là où j'en suis, je n'ai plus de temps à perdre avec les préambules et les préfaces. Haut les mots, écrivaillon : à partir de maintenant, c'est le manuscrit ou la vie !

Allez, rapidement quelques mots, car il me presse d'emprunter la route qui me mènera jusqu'à moi. Vite quelques chevrons, question d'épingler les mots passe-muraille qui me rapprocheront de celle à qui – par élan maternel et par amour infirme – j'ai donné la vie. Et rondement de belles phrases, histoire de ficeler nos retrouvailles dans du papier à mots d'amour !

Et pourquoi donc écrire ? Mais pour vivre encore un peu, voyons…

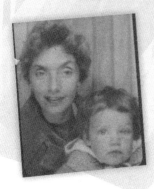

Expropriation filiale

La santé est un état précaire qui ne présage rien de bon.
VLADIMIR JANKÉLÉVITCH

Origines pathologiques

En 1912, animé de l'intention d'y construire son usine à papier et d'y loger ses employés, le marchand de bois William Price achète, pour la modique somme de 200 dollars, l'appellation Kénogami, qu'affichait fièrement jusque-là un petit village du Saguenay-Lac-Saint-Jean. On donna le nom de Larouche à cette collectivité qui se retrouvait ainsi en quête d'une identité nouvelle. Mais Kénogami, qui signifie «lac long», disparut à son tour au profit de Jonquière lors de la fusion municipale orchestrée par le gouvernement du Québec en 1975.

J'ai donc vu le jour dans un patelin à l'identité spoliée – Kénogami – au sein d'une famille qui portait le nom du village – Larouche – qui s'était fait dérober le sien. Atterrissage forceps dans l'univers des sapiens, au petit matin du 14 janvier 1928. En coupant le cordon qui m'écartait à jamais de la symbiose matricielle, le docte accoucheur respira d'aise : « Bravo, madame, une belle grosse fille en santé ! » En réaction à la machinale fessée, je poussai les cris espérés. À croire que je présentais déjà quelques dispositions favorables pour les jeux de rôles.

Fragile greffon agrippé à un arbrisseau généalogique à l'intérieur duquel la culpabilité coulait comme sève, je suis née avec le sentiment d'avoir déjà tout faux : « Par ma faute, par ma faute, par ma très grande faute ! » Question de me soulager de la tache originelle – était-ce la pomme interdite qui m'avait souillée de la sorte ? – on se pressa pour m'amener à l'église. Après m'avoir aspergée de l'eau baptismale, monsieur le curé y alla de son exhortation d'usage : « Père et mère tu honoreras afin de vivre longuement. » Une formalité qui allait avoir des effets sclérosants…

Quatrième d'une famille de six, j'ai d'abord cru que c'était une chance d'être la première fille issue de l'union de Roméo Larouche et de Rose Morin. Je me voyais déjà exercer mes charmes tout enfantins auprès d'un père conquis d'avance. Et je rêvais de complicité jalouse avec celle qui comprendrait les raccourcis et les détours que j'emprunterais afin, un jour, de devenir une femme libre et épanouie.

Mais on ne peut pas donner ce qu'on n'a pas. Pauvre Rose, un bien déplorable destin que le sien. Après l'éjection origi-nelle, sa mère n'avait plus bougé. Morte en couches, comme on dit, de fièvre puerpérale. Son père, hâve et longiligne – le genre bel indifférent –, avait pris bébé Rose dans ses bras, sans tendresse ni ménagement, et l'avait porté chez des voi-sins rustiques – « Tiens, arrangez-vous avec ! » – lesquels for-maient une famille de quatorze membres, père et mère inclus. J'ai souvent pensé qu'elle devait être ravissante avec ces yeux bleus, que j'ai toujours vus peinés et de glace, mais qui devaient être absolument magnifiques lorsqu'elle était bébé. J'imagine facilement l'admiration des gens au-dessus de son berceau.

Douze prénoms à mémoriser, en commençant par les plus vieux : Tancrède, Florimond, Églantine, Magloire, Praxède, Elphège, Vipérine… Mais Rose n'en retint finalement aucun. En avançant en âge, elle les méprisa plutôt résolument et assi-dûment, du réveil au coucher. Jamais ils ne trouvèrent grâce à ses yeux. Selon elle, ils n'étaient qu'une bande de campagnards obtus, sales roublards puants et mal embouchés, jacassant comme les poules énervées de leur basse-cour.

Jamais son père n'est revenu la chercher. Abhorrant le veuvage, il s'est vite remarié. Pour l'arrangement, pour l'accommodation – les repas à l'heure, le linge lavé, repassé, reprisé – et la couchette – «Tiens donc!» – avec une veuve de huit enfants. Ce qui faisait, avec les siens propres – mais plus souvent sales que propres –, un total de seize marmots. Avec eux tous il s'en était allé, le misérable, laissant Rose derrière. Ce crime, elle n'allait pas de sitôt l'oublier et encore moins lui pardonner.

Parentalité antinomique

Aussi, quand son unique prétendant, un hiver, s'offrit à la marier, Rose accepta avec empressement. L'occasion de quitter ses parents d'emprunt – ces ânes bâtés – pour épouser ce gringalet de Larouche la transportait. Entre eux deux, ç'avait été le coup de foudre insidieux et inexplicable : la rencontre entre la gaieté et la tristesse, entre la tolérance et le ressentiment, entre la plume au vent et le plomb dans l'aile. Comme quoi les contraires s'attirent. Altière, elle était sûre qu'elle le mettrait à sa main en moins de temps qu'il n'en faudrait pour dire : «Oui, je le veux !»

Quand vint le temps de consommer leur union, ils adoptèrent – ainsi l'avait-elle décidé – la position amazone : lui dessous et elle au-dessus. Très peu portée sur les minauderies préliminaires, Rose comptait bien tirer de son homme – à sa manière et quand ça lui chantait – autant de satisfaction que lui pouvait en espérer d'elle. Elle n'était pas – oh, que non ! – une Marie-couche-toi-là obligée à son mari et enjointe par les exhortations du curaillon de service. Quant à Roméo, du moment qu'il prenait son pied, il ne trouvait rien à redire ou de plus original à proposer.

Mon père était d'ailleurs du genre plutôt falot. «Votre innocent», disiez-vous, maman! Je vous accorde qu'il n'était pas puissant. Entre vous et moi, l'eut-il été qu'il ne vous aurait jamais épousée! Mon père à moi était effacé et puéril à la fois. Il savait jouer du malheur et agir comme s'il n'existait pas. Même qu'il lui riait au nez, au malheur. Papa cultivait l'art de devenir sourd pendant le pire des orages et aveugle quand la neige se faisait éblouissante. Une façon à lui de ne pas se laisser égratigner par les épines constamment dressées de sa primesautière d'épouse.

Un bienheureux hasard – le hasard, faut-il préciser – a voulu que j'hérite de mon père la légèreté de caractère, une espèce de je-m'en-foutisme de bon aloi qui m'a permis de ne pas sombrer totalement. D'aussi loin que je me souvienne, la peur des semonces maternelles m'étreignait: «Papa, maman me terrifie!» Il haussait les épaules, clignait d'un œil complice, puis s'étonnait: «Seigneur, je ne vois pas très bien en quoi elle te trouble; est-ce qu'elle me dérange, moi?» Que de fois il m'a sauvé la vie...

Mais quel beau couple ils formaient: elle était sombre, il était farceur; elle était malheureuse, il était insensible; elle haïssait les hommes, il ignorait les femmes; elle était cruelle, il était insouciant; elle était tyrannique, il était indolent. Seules les sottises grivoises, un instant, les rapprochaient. A-t-il déjà été question d'amour entre eux? Et de désir alors?

De temps à autre, ils copulaient. Maman vagissait ou criait, c'était selon. Papa, lui, glapissait quelques vulgarités; satisfaction du devoir accompli. Mariée sans raison apparente, jamais elle n'a souri à Roméo, ne lui a fait de compliments, ne lui a adressé un mot amical. Née de sa mère morte pour haïr son père disparu, elle vomissait tous les hommes au nom d'un seul : « Les hommes, tous pareils ! Ça te fait de belles promesses, puis ça te laisse tomber ! »

Quelle méprise ! Je crois plutôt que son malaise relevait d'un autre entendement. « Il vous rappelait le premier abandon que vous n'avez jamais pu assumer et que vous avez sublimé en vous enfouissant la tête et le cœur dans le ressentiment et la haine. » L'abandon... arme imprédictible de destruction massive !

Le teint crevette, un dimanche midi, sans égard et sans préavis, elle l'a quitté. « Espèce d'homme sans colonne. Montre un peu ce que tu pourras faire sans moi ! » Partie voir ailleurs si elle y était. Pas pour longtemps cependant ; elle ne pouvait vivre sans victime. Elle s'était rendue à Saint-Herménégilde. Puis était revenue par le train de cinq heures. Sa plus longue absence. Qui ne s'est jamais répétée d'ailleurs, faute de parents et d'amis chez qui se réfugier.

Mais pourquoi donc l'avait-il épousée ? Comment faisait-il pour ne pas en avoir peur ? Heureusement, même s'il était lui aussi capable de colères épouvantables, papa n'était pas agressif pour autant. Indifférent, sinon invisible, qu'il se faisait, la plupart du temps. Jamais d'esclandres, jamais de gros mots. Insignifiant, me suis-je déjà surprise à penser. Il riait beaucoup et fort, comme ça, tout à coup, pour rien. Pour l'esbroufe, pour montrer qu'il arrivait à faire mieux que maman. Ou pour s'épater lui-même, peut-être bien.

J'avais une mère au caractère... barométrique. Elle maintenait en place dans l'atmosphère familiale un imposant système dépressionnaire susceptible de provoquer à tout instant des bourrasques et des orages. « Toi, un homme ? » ricanait Rose telle une hyène. « Laisse-moi rire, tu n'es qu'un pantin ! »

Elle ne ratait jamais une occasion de l'avilir: «Tu as gâché ma vie. Quand je pense que j'aurais pu m'offrir un avocat. Maître Cascouille était fou de moi, tu sais.» En réponse à de telles mesquineries, Roméo pouvait dégainer aussi vite que son ombre: «Mais pas assez fou pour t'épouser. Jamais il ne se serait embarrassé d'une cause comme la tienne!» Tout enfant que j'étais, je tenais mon père pour un lion de carton... de cartoon même parfois!

Péréquation fraternelle

Heureusement, je n'étais pas seule dans cette galiote familiale qui prenait l'eau de toute part. Mon frère aîné et moi partagions les mêmes champs d'intérêt – le parc Belmont et sa maison hantée, le parc Jarry et sa barboteuse – et les mêmes curiosités: le marchand de légumes du coin et le guenilloux qui se pointait au bout de la ruelle à chaque vendredi: «À vendre, des corsets à baleine pour madame, des overalls pour monsieur!» Mais malgré notre apparente insouciance, nous ne pouvions nous soustraire aux refoulements rageurs de notre mère: «Espèce d'ingrats que vous êtes; qu'est-ce que je vous ai dit!» Jamais nous n'avions l'impression d'être ses enfants chéris.

Puis il y a eu Yolande. La belle, la merveilleuse Yolande. Celle qui a incarné l'enfant parfaite aux yeux de ma maternelle. Celle qui allait être épargnée de ses vagues meurtrières. Celle sur qui elle comptait épancher tous ses malheurs. ♪ *Dodo, l'enfant do; l'enfant dormira bientôt.* ♪ Mais elle est morte subitement en bas âge alors que j'avais à peine trois ans.

Et tout à coup, dans notre salon toujours vide, il y eut plein de monde. Des oncles inconnus, des tantes élégantes, fardées et parfumées, qui sentaient la rose, le jasmin et le muguet – «Incroyable comme tu n'as pas changé depuis tout ce temps» –, des cousins endimanchés et des cousines guindées, causant, papotant et riant en se reconnaissant: «As-tu vu cette vieille pimbêche de tante Germaine qui fait semblant d'être triste?»

Et toutes ces fleurs – «Ça sent le mort», – ces chuchotements apitoyés – «Sympathies», ces murmures attendris – «Quelle tristesse... emportée si jeune!» Et ces nouveaux liens qu'on s'empressait de tisser comme pour compenser le vide soudain du berceau: «Annette, viens que je te présente Henri.» Sans compter ce merveilleux cercueil blanc qui donnait à Yolande des airs angéliques: «Qu'elle est belle! Tellement naturelle, on dirait qu'elle dort!» Je pleurai, pour la frime. Pour la frime seulement...

Une véritable icône que ma sœur cadette allait devenir aux yeux de ma mère. Rose est demeurée à jamais inconsolable et sans la moindre pitié à mon endroit; moi qui allais tout de même survivre à ma benjamine, non? Maman a projeté tout son amour sur ma sœur. «Étais-je donc coupable de son décès pour que je devienne ainsi plus personne à vos yeux?» À chaque fois que j'essayais de lui rappeler ma présence, elle avait une façon bien à elle de me réconforter: «Mais pourquoi donc n'est-ce pas toi qui es morte à sa place?» Ses mots assassins vinrent se terrer au fond de moi... véritable pâte à modeler que j'étais.

Avant même d'avoir pu l'aimer ou la haïr, voilà que j'avais des comptes à régler avec ma sœur cadette. Devais-je la rendre responsable de la hargne qui habitait ma mère? Lui pardonner d'avoir ainsi filé à l'anglaise? Même si elle quitta sans laisser d'adresse, je pris sur moi, cinq décennies plus tard, de lui faire part par écrit du gâchis qu'elle avait laissé derrière elle.

Je sais que c'est terrible à dire, Yolande, mais je vais quand même te l'avouer sans détour : je crois que le plus grand bonheur que j'ai connu à cette période de ma vie, ç'a été... que tu meures !

Tu l'as trouvée, toi, Yolande, la solution pour préserver à jamais ton image. Mourir, quoi de mieux pour sauver la face. Te voilà éternellement gentille. Tu seras toujours belle, tu auras à jamais ta belle peau rose et tes adorables fossettes. Pas de crainte de vieillir, plus de risques de décevoir personne. Peut-être as-tu su, intuitivement, que jamais tu n'arriverais à plaire à notre mère. Une ascension au ciel en pleine gloire : le meilleur des deux mondes ! Au fait, de quoi il a l'air l'autre monde, Yolande ?

Est-il besoin de te dire à quel point maman a pleuré ton départ ? On aurait dit qu'elle était en compétition avec Notre-Dame-des-Sept-Douleurs. Quinze, vingt, trente, de combien de douleurs a-t-elle souffert à ce moment-là, notre mère, peux-tu me le dire, toi, Yolande ? Elle m'agaça au suprême degré avec ses larmes, notre Marie-Rose-de-la-pleurnicherie. On aurait dit qu'elle prenait chaque fois plaisir à en verser quelques-unes de plus pour la galerie.

Aussi, me croirais-tu, Yolande, si je te disais que maman ne me regardait jamais. Ou qu'elle me regardait de travers, de façon rancuneuse... comme si elle m'en voulait de ne pas être morte à ta place. Son regard meurtri me poignardait. Peux-tu comprendre à quel point il était pénible de subir ce perpétuel reproche, cet éternel désaveu ? Mon cœur s'en tordait de douleur, se brisant à tout instant. Que j'ai eu mal, Yolande ; mal à l'âme !

Notre mère n'aura donc eu qu'une seule fille et c'est toi. J'ai tenté de me consoler en me disant que je finirais peut-être par la reconquérir, par occuper ta place dans son cœur. Quelle naïveté, quel leurre ! Ah, ce que tu as pu me faire mal, sans même le savoir, tant par ta présence que par ton absence. Même décédée, tu es demeurée la plus forte, tu sais ! Arriverai-je un jour à m'en remettre ?

Ta sœur sclérotique, percluse et recluse.

Névrose d'atmosphère

Le mardi 29 octobre 1929, la Bourse de New York s'effondre, provoquant du coup une crise économique à l'échelle mondiale. La récession qui s'ensuit secoue tous les paliers de la société. Au Québec, la Société Saint-Vincent-de-Paul, œuvre caritative d'envergure internationale, se porte au secours des catholiques francophones les plus miséreux. En 1931, les chômeurs des villages ou des petites villes, espérant trouver davantage de travail ou d'élans de charité, convergent vers Montréal. Mais la Grande Dépression continue de faire son œuvre. Deux ans plus tard, le budget hebdomadaire d'une famille de cinq personnes s'établit à 15,70 $. Plus de trois travailleurs sur dix sont sans emploi.

Je fis mes premiers pas alors que la Grande Crise sévissait. Au menu quotidien : de la soupe au chou, des tartines de saindoux et des beurrées de cassonade. Les dettes s'accumulaient, le boucher nous tournait le dos, le laitier n'arrêtait plus à la maison. Régulièrement, les inspecteurs de la Ville ou de la compagnie d'électricité venaient couper l'eau ou le courant électrique. Ingénieux, papa grimpait sur le toit et raccordait à la nôtre le câblage des maisons voisines.

En 1931, la famille Larouche déménagea à Montréal. Nous débarquâmes à l'hôtel Viger. Dès notre arrivée, mon frère aîné ameuta tout le personnel de l'endroit en pesant sur les boutons de sonnettes de chacune des chambres. Peu de temps après, nous emménagions dans un minable logis, coin Berri et Faillon, au troisième étage d'un immeuble délabré. C'est tout ce que pouvait se permettre Roméo à partir des petites *jobines* qu'il accumulait.

Chez nous, l'atmosphère était toute à la tristesse de maman. C'était à ce point vide à la maison que même le néant s'y serait englouti. C'était si gris, si triste… Personne n'était là pour personne. Et si la petitesse des lieux ou les vicissitudes de la vie provoquaient quelques occasions de rapprochement, personne n'osait faire le pari de la proximité : « Pas touche, que je te dis… »

De mes années d'enfance, je ne garde d'autres souvenirs que celui d'un immense vide, d'un profond ennui, d'une étrange difficulté à m'exprimer. Je bégayai longtemps, fus somnambule, ne remportai aucune médaille – bonne conduite, religion, français, grammaire, géographie – à part le prix du Gouverneur général pour ma dissertation *La jeunesse d'aujourd'hui ne sait pas s'occuper de ses loisirs*. Quand on n'est que désolation et tristesse, l'intelligence s'atrophie, s'éloigne, vous déserte.

Dans la cour de récréation, je me tenais à l'écart, seule dans un coin, immobile et silencieuse comme une pierre. Aucune élève ne m'invitait à « Trois fois passera, ma tantireli-relire, trois fois passera, la petite y restera. » Pour conjurer le sort, je mettais pourtant mes plus beaux haillons : ma robe taillée dans les anciennes de ma mère, un chapeau du genre de celui que mes petites voisines portaient les soirs d'Halloween, des souliers dont le vernis n'avait pas survécu les trois vies qu'on lui avait imposées. Sans compter le manteau qui m'avait été offert par la Saint-Vincent-de-Paul et mes gants passés au bleu. Dire à quel point je me sentais moche…

Ma mère ne voulait pas que j'aie d'amies de filles. On ne pouvait aimer qu'elle seule. Oh, il y avait bien mon amie Jeanne : pustuleuse, cotonneuse, collectionnant les bandes dessinées de Jigg et Maggie dans le supplément de *La Presse* du samedi. Elle découpait également, silencieuse et la langue sortie, des poupées de carton qu'elle habillait de robes de papier. Ainsi absorbée, elle ne me racontait jamais rien, ne me confiait aucun secret. Un beau duo qu'on faisait...

Je rêvais de patins à roulettes et de poupées de chiffon comme mes frères d'un hockey et d'un chandail du Canadien. Était-ce la chance des autres que je convoitais ou le désir de m'approprier ma propre vie ? Envieuse ou malheureuse, faut dire que je ne savais pas encore très bien souffrir. Pas plus qu'être heureuse d'ailleurs ! À cet âge, pourtant, il m'en aurait fallu peu pour me consoler.

Dolorisme religieux

Puis vint ma première communion. Première extase annoncée : « Voici qu'est arrivé le grand jour, mon frère, où l'ange partagera son banquet avec toi. » Mon frère ? Encore une affaire d'hommes ! Maudite époque où on élevait l'hypocrisie et le mépris au rang de vertus. Comme si la sanctification avait un sexe.

« Des pleurs de joie inonderont ta paupière... » Non merci ; pour ce qui est des pleurs, ma mère donnait déjà généreusement. Mais quel ne fut pas mon étonnement d'entendre un jour sœur Marie-de-la-Croix-Glorieuse-de-Jésus nous apprendre qu'on pouvait aussi verser des larmes d'allégresse. Tiens donc ! En l'absence de ma sœur, ma mère aurait donc pu pleurer de joie de me savoir toujours à ses côtés ?

« Ô mon Jésus, je vis et je meurs en toi. » On pouvait donc vivre et mourir en même temps ? Quel dilemme ! Mais pour me faire une tête, il aurait fallu que j'aie cette foi aveugle du cordonnier mal chaussé, ou de l'insouciant qui tend la joue droite quand un salaud lui frappe la gauche, ou encore de l'amputée heureuse qui, d'une voix mignarde et énervante, remerciait Dieu de lui avoir rendu l'usage de ses meilleurs morceaux. Comme le doute m'habitait davantage que la foi, l'exercice de piété auquel l'ange me conviait prit plutôt pour moi des allures de sortie mondaine.

Pour l'occasion, ma maman, dont la fierté n'avait d'égal que son mépris, m'affubla d'un hideux manteau jaune moutarde, assorti d'un bibi non moins laid, style Robin des bois, mais sans plume. Tandis que ma cousine, dont le père travaillait à la Dominion Bridge, se pavanait dans SA jolie robe blanche, dans SA robe de satin à ruchés et volants qui me parut des plus ravissantes. De toute ma vie, jamais je n'oublierai l'effarante impression d'inexistence qui m'avait alors submergée.

Je me suis donc retrouvée dans l'allée de l'Église des Saints Innocents – qui se ressemble s'assemble ! – flanquée, à ma droite, d'un gros garçon fessu et boutonneux, les joues rebondies, habillé de neuf, la culotte grise courte, ses grosses cuisses dodues en évidence, le veston bleu marine avec le brassard à dorures, les mains respectueusement pressées l'une contre l'autre et les yeux pieusement baissés sur le bout de ses souliers en cuir verni neufs. Ce gros boudin ânonnait comme un débile des oraisons qui n'en finissaient plus : « Doux Jésus, ayez pitié de nous. Bonne Sainte Vierge, protégez-nous du feu de l'enfer… »

Sans compter ce cantique sucré sans sucre, entonné du haut du jubé, par une voix de soprano colorature qui fendait l'air : « C'est le grand jour. Bientôt l'ange partagera son banquet avec toi… » Son banquet ? Cette hostie sans goût ? Franchement ! Ce fut là le seul souvenir que je gardai de cette première fois où j'ai mangé du Christ : « Ceci est mon corps, ceci est mon sang. » Le tout se termina par une remise de médailles : « Allez en paix, mes frères. Au nom du Père, du Fils et du Saint-Esprit. » Et mes sœurs, elles ? Au diable, qu'elles allaient, mes sœurs ?

Rapports tordus

J'avais peur de ma mère ; son seul regard me terrorisait. Ses yeux céruléens, ses lèvres épaisses, ses larges mains à gifles, ses doigts de griffes qui pinçaient la peau fine sous mon bras. Rien qui ne puisse laisser croire à quelque tendresse maternelle. Qu'elle devait être aigrie et malheureuse pour se montrer aussi abjecte, aussi cruelle.

« ELLE », bougonnait maman, en me désignant d'un index méprisant. Quand elle hélait : « ELLE, là… » C'était moi ! Au fait, ma mère n'a jamais su dire correctement mon nom. Faut-il alors s'étonner que j'aie passé ma vie à chercher qui j'étais. « Ça ne me surprend pas, Monique, que tu ne te connaisses pas ; moi non plus, je n'ai jamais su qui tu étais ! »

S'imaginant susciter davantage de respect, ma mère était devenue une adepte des taloches : « Ne marche pas sur mon plancher, tu ne vois pas que je viens tout juste de le cirer ! » Et vlan… La force de frappe pouvait varier au gré de sa pression sanguine, de ses migraines, de sa digestion, du comportement de papa ou de l'agitation de mes frères. Mais avais-je à ce point une tête à claques ?

Bien qu'elle n'ait pas usé sa culotte sur les bancs d'école, elle possédait tout de même un imposant bagage d'épithètes assassines : « Espèce d'idiote, ce que tu peux être nulle ! » Et si j'avais le malheur de geindre, elle en appelait à la justice de mon père : « Tu l'as entendue, Méo ! Fais quelque chose ; tu ne vas pas la laisser me parler de même, à moi, sa propre mère ? »

Alors mon père faisait mine d'aboyer : « Monique, c'est quoi cette réplique-là, excuse-toi tout de suite. » Évidemment, il ne voyait rien, ne devinait rien. Elle m'humiliait un peu plus chaque jour et il ne s'en rendait même pas compte. Puis, il finissait par soupirer : « Demande toute de suite pardon à ta mère. À ton âge, tu devrais savoir que c'est pour ton bien qu'elle te chicane de même ! » C'était donc pour mon mieux-être qu'elle salopait ainsi mon enfance ?

Je chérissais pourtant ma mère plus que tout : « Si vous saviez comme j'aurais voulu vous aimer, maman. Mais vous incarniez l'archétype de la méchanceté. » De tout temps, elle s'est obstinée à régler le compte de son père par le mien interposé. « L'enfance, ma mère, c'est la vie. Et quand l'enfance est sacrifiée, la vie l'est aussi, non ? »

À l'image du village qui m'a vu naître, j'ai été dépossédée de mon identité par celle-là même qui m'a donné la vie. « C'était cher payé pour mon intrusion dans vos entrailles irritées. J'ai eu tellement peur, si vous saviez : la dernière poussée, le premier cri, le sein dérobé. » Cette rencontre initiale, pourtant essentielle, entre la mère et l'enfant n'a jamais eu lieu. Mon enfance, faussement innocente, n'aura fait place qu'à un tout petit moi... et à la peur chronique d'être à jamais délaissée. *Abandonnienne* que je suis devenue...

« Il n'y a pas de hasard dans la vie, ma fille. » Sûrement aviez-vous raison, maman. Vous comme moi, nous avons été les victimes innocentes de notre enfance sabotée. Chacune à notre façon, nous avons souffert d'impotence affective aiguë et chronique. La vôtre s'est incarnée dans votre haine des hommes et dans le rejet de votre fille aînée. La mienne, plus subtile, a lentement bouffé mes terminaisons nerveuses pour finalement me projeter dans les bras d'un fauteuil roulant.

Féminité sanguinolente

Un jour où l'adolescence m'attendait au retour de l'école, je me sentis soudainement gênée par une dégoulinade intime. Je courus m'engouffrer dans les toilettes. Et là, que vis-je? Des taches brunes au fond de ma culotte. Je hurlai: «Maman, je saigne!»

Appuyée sur le cadre de la porte, elle m'apparut ennuyée, pour ne pas dire choquée: «Seigneur, énerve-toi pas d'même. C'pas grave, c'est naturel: te v'là 'grande fille', c'est toute! Je vas te donner des guenilles, attache-les avec une grosse épingle à couche, pis arrange-toi pour que les garçons voient rien!»

Mais pourquoi fallait-il que je m'assure que les garçons soient atteints de cécité complète une semaine par mois? Était-ce donc une maladie? Ils saignaient pourtant eux aussi, les garçons. Oui, oui, c'était bien du sang que j'avais vu jaillir de l'entaille que mon frère Jean s'était infligée en jouant au hockey quelques jours auparavant. Et ma mère de m'expliquer, sans la moindre douceur et sans le moindre ménagement, que j'aurais «ça» toute ma vie. Toute ma vie? Maman saignait donc tout le temps? C'était peut-être pour cela qu'elle était si hargneuse avec moi? Une façon de projeter sa frustration…

Après quoi, elle me déchira quelques lambeaux dans une de ses vieilles robes de coton en m'avertissant bien de ne pas laisser traîner mes chiffons souillés. Rien à voir avec les minces avec des ailes ou les super absorbantes avec rebord anti-fuites. «Maman, quand même, rassurez-moi!» Il aurait fallu la voir, ma pauvre mère: déshonorée qu'elle semblait être. Je me serais fait violer au marché, ça n'aurait pas été plus vilain! Adieu enfance insouciante, bonjour féminité refoulante!

Et j'appris, au fur et à mesure que les mois s'écoulèrent, que, ainsi indisposée, je pouvais faire tourner le vin et la mayonnaise; que je pouvais empêcher la meringue de lever;

qu'il ne fallait plus me baigner aux jours les plus sanguino-
lents; ni patiner, ni danser. Et que, dans certains pays, chez
certaines peuplades, en Chine, par exemple, on jetait dans les
ruisseaux les jeunes filles en proie à leurs menstrues. Quelle
monstruosité!

Naïveté séductrice

L'été suivant, l'emploi régulier de papa nous permit d'aller
passer quelques dimanches en famille à la campagne. Nous
nous sommes donc retrouvés au bord d'un lac où poussaient
tout près des roses sauvages fleurant le bonheur. Que j'étais
heureuse! En maillot vert à une seule épaulette, au bord de la
grève, je déambulais et j'entendais siffloter les garçons sur
mon passage. Ce qui ne manquait pas de m'enchanter, bien
sûr! Quelqu'un m'aurait-il donc remarquée? Pendant que
je prenais conscience de l'attrait que je pouvais exercer, la
famille, maussade, m'épiait.

Se détachant du groupe, un de mes frères s'avança et m'ex-
pédia une retentissante insulte qui produisit un effet compa-
rable aux gifles maternelles: «Espèce d'agace, t'as fini de les
aguicher!» Aguicher? Mais comment avais-je donc fait cela?
Était-ce à ce point interdit d'être jolie? Aurais-je dû raser les murs,
me haïr, maudire ce sort qui m'avait vue naître, guetter au cas
où ma mère apparaisse dans chaque regard des hommes? Baisser les yeux, mourir peut-être? Cela allait pourtant venir. Il fut
alors décidé qu'on m'accompagnerait partout où j'irais, qu'il y
aurait toujours quelqu'un pour me chaperonner.

Cet été-là, tout le quartier connut mes crimes. L'écho de
la voix accusatrice de ma mère jalouse retentit à des kilomètres à la ronde. On sut vite qui j'étais: une mauvaise fille, qui

ne lui obéissait jamais, qui lui faisait verser des larmes – il n'y avait donc pas seulement le petit Jésus que je faisais pleurer – et qui, comble de malheur, faisait tourner la tête de tous les garçons! L'effet de sa vilenie se fit vite sentir: la voisine me regarda de travers, sa fille avec mépris et son mari avec convoitise!

Que lui arrivait-il encore à ma maman? Quel cauchemar l'assaillait? Quelle était cette épouvante dans ses attitudes face à moi? Que voyait-elle qu'il valût mieux qu'elle ne voit pas? Une rivale, peut-être? Secrètement, je demandai que jeunesse me soit rendue; que parents et honneurs me soient accordés.

Car, de jour en jour, j'avais de plus en plus peur d'elle. Comment pouvais-je me défendre contre une telle mère? J'aurais pu crier: «C'est tout faux ce qu'elle vous raconte!» Mais personne ne m'aurait crue. J'assistais, impuissante, au plus implacable affrontement qu'il m'ait été donné de connaître en cours de vie: rivaliser de charme avec sa propre mère. Je ne me rendais pas compte que mon pouvoir de séduction n'aurait jamais raison de ses élans de jalousie. Mon désarroi fut total.

J'aimais bien les garçons, c'est vrai… parce que je croyais qu'ils m'aimaient! Dans l'empressement des hommes, je ne voyais en effet qu'amitié et tendresse. Mais comment me douter qu'ils n'en voulaient qu'à mon corps? J'avais peut-être l'air, comme ça, de les connaître, mais il n'en était rien! Mon ignorance à leur sujet était sans limites. D'ailleurs, n'y a-t-il pas plus éloignée du sexe qu'une fille privée de l'amour de sa mère?

Si seulement elle m'avait dit: «Monique, un chat sera toujours un chat et une femelle avertie en vaut deux. Sache que c'est ainsi depuis que le monde est monde.» Et si seulement mon père m'avait rassurée à propos de l'univers masculin: «N'aie pas peur, Monique, je serai toujours là.» Mais non, trop de troubles, une fille. Valait mieux s'en tenir le plus loin possible : « En septembre, tu rentres au pensionnat ; là, on va peut-être faire du monde avec toi ! »

J'ai dit adieu aux poupées de mes rêves.
J'ai dit adieu à ma petite fille.
J'ai dit adieu à l'enfant de mes âges.

J'ai dit adieu à la mère de mes douleurs.
J'ai dit adieu à mon père de carton.
J'ai dit adieu à mes frères de plomb.
Et je n'ai pu pleurer faute de larmes…

Apprentie couventine

L'endroit désigné était adossé à la rivière des Prairies. Ravissant, ce bassin de fleurs à l'entrée et poétique la statue du Sacré-Cœur, les bras étendus de chaque côté, derrière un massif de lilas. Mais comment ces religieux en-robés et ces religieuses en-capinées, qui prétendaient à la pauvreté, arrivaient-ils à s'offrir des lieux aussi enchanteurs ?

J'avais apporté trente-six guenilles, pour vous savez quoi… Ma mère avait fait venir de chez Dupuis Frères, LE magasin à rayons de l'époque, une longue tunique noire, agrémentée d'un collet blanc en celluloïd et d'une boucle papillon ; sans compter les trois paires de longs bas noirs en coton et des abominables souliers lacés à talon cubain. Je me sentais misérable d'avancer ainsi, muette, terrifiée et enlaidie par l'uniforme sévère, entre père et mère, transformés pour ce solennel moment en mes gardes du corps. J'éprouvais un étrange sentiment d'être condamnée à mort…

De toutes ses dents cariées, souriante, la mère supérieure accourut : « Que le Seigneur soit avec vous ; soyez la bienvenue parmi nous ! » Je n'ai pas su quoi lui dire, moi qui ne savais pas comment m'exprimer. Papa marmonna : « Je lui arracherais sa capuche à celle-là ! » Maman pantela doucement : « Ma révérende, quel plaisir de vous rencontrer ! »

On m'octroya une cellule au dernier étage du couvent. Les moins riches couchaient sur des lits à peine dissimulés, dans de minuscules compartiments composés de deux planches servant de murs et d'un drap blanc sur tringle, que l'on tirait lorsque venait le temps de se dévêtir.

Les religieuses me toisèrent rapidement. Faut dire que je n'avais rien pour les séduire ; ni la vocation ni la docilité. Elles devinèrent également bien vite que mon père ne roulait pas sur l'or, bien au contraire, et que ce ne serait pas lui qui couvrirait la communauté d'oboles prétendument destinées à alimenter le Christ-Roi. Qui devait s'en contreficher, à mon avis, puisqu'il était en plâtre !

Parmi nos professeurs, sœur Marie-Thérèse-de-l'Eucharistie, qui enseignait l'algèbre, me détesta avec un zèle qui était tout à l'honneur de sa laideur. En plus de ses longues dents chevalines et de ses yeux chassieux, elle était grande, très grande, comme lorsqu'on regarde dans un miroir magique allongeant ! Elle me trouvait bête, je crois. Et je l'étais, comme le sont beaucoup d'enfants élevés dans la terreur et la déraison.

Un jour, elle vint me voir vers quatre heures de l'après-midi. Je n'avais rien appris ni rien retenu depuis des semaines. À toutes ses questions, j'avais répondu que je ne savais pas. Les brosses à tableau s'étaient alors mises à voler en ma direction. Ce qui ne m'impressionna guère puisque c'était là le genre d'impétuosité à laquelle on m'avait habituée à la maison !

J'eus alors le regard benêt d'un chien qui contemple, ébloui, le fouet qui le frappe, ignorant qui est au bout et pourquoi on le punit. Ce qui ne m'a pas empêchée, le soir même, de dormir à poings fermés et de rêver d'un beau prince monté sur un cheval blanc. Faut dire que, ma vie n'étant pas rose, je rêvais facilement en couleurs.

Comme pour ajouter à mon désarroi, les dimanches, lors du parloir, ma mère n'apparaissait qu'à la toute dernière minute. Davantage par mépris que par culpabilité, elle s'inventait chaque semaine une nouvelle justification : «On est pas mal pressés, on s'en va faire un tour du côté de Vaudreuil…» Mais qu'y avait-il donc de plus intéressant que moi à Vaudreuil? Jamais, pour me consoler, elle ne m'apportait de fruits ou de chocolats qui eussent pu signifier : «Tu sais, tu existes pour nous…»

Un jour, j'avais osé me plaindre quelque peu : «Maman, sœur Marie-Thérèse-de-l'Eucharistie m'a foutu une de ces galettes effrayantes.» Elle fit aussitôt mander la bonne SEURRE en question qui fit irruption avec son sourire jaunâtre aux lèvres : «Ma révérende, paraît que vous avez tapé sur ma fille. Eh bien, laissez-moi vous dire : c'est parfait comme ça! C'est ainsi qu'il faut se comporter avec elle. La manière forte, y a que ça pour lui faire entendre raison!»

Sœur Marie-T. méconnaissait l'énorme ascendant qu'elle avait sur ma mère et ne se doutait point que la mignardise dont celle-ci faisait montre à son endroit était à la hauteur de la terreur qu'elle lui inspirait. Comment aurait-elle pu deviner que ma maman réservait ses glapissements et ses bavures à l'intimité familiale? Qui d'autre, d'ailleurs, aurait pu déceler sa duplicité?

Pour le laitier, ma mère décorait son visage de larges sourires; pour le boucher, elle rayonnait de chaleur universelle;

pour les enfants des autres, elle se faisait tendre et affectueuse ; pour les connaissances et les voisins, elle devenait grande dame et noblesse. Mais lorsqu'elle était en ma présence, elle n'était que lance-flammes et roquettes.

Pendant que ma mère me faisait ainsi cadeau du restant de son dimanche après-midi, mon père, qui n'avait aucune consistance, l'attendait dans la voiture. Il avait compris qu'il avait tout avantage à ne pas s'en mêler. À son regard, ses enfants ne le concernaient en rien. Ils étaient l'histoire de sa femme, les choses de sa femme. Puis quatre heures arrivait : « Bye, Monique ! » Elle tournait les talons avec une rapidité qui n'avait d'égal que celle avec laquelle elle me flanquait des taloches. Le temps était venu de retourner aux confins de ma prison.

Une fois par mois, l'espace d'un week-end, nous avions congé. Il arrivait qu'une élève, pour avoir déplu aux religieuses, ne l'obtienne pas. À moi, il n'aurait pas été plus grand malheur que celui d'être privée d'une visite chez mes parents. Ce n'était pourtant pas parce que j'ignorais ce qui m'attendait : les cris, les disputes, les injures… Mais, perpétuelle illuminée, j'espérais tout de même chaque fois le miracle : une mère affectueuse, souriante, affable. Un père attentif, curieux, intéressé ; des frères charmants, courtois, enjoués. Mais l'accueil qui m'attendait me ramenait vite à ma réalité filiale : « Tiens, te v'là, toi ! »

Oui, maman, j'étais heureuse de vous revoir et d'être avec vous. De respirer le même air que vous. Mais peu vous importaient mes journées écoulées en votre absence. Vous ne me demandiez jamais si je m'ennuyais ni quelles étaient mes notes. J'étais vivante un jour, j'aurais pu être morte le lendemain, vous vous en balanciez. Ainsi s'écoulaient les week-ends de congé. Et le dimanche soir venu, je regagnais mon cimetière…

Amitiés particulières

Non loin du couvent se trouvait un repaire de franciscains. Quand ils n'avaient plus rien à manger, l'un d'eux faisait sonner une cloche qui nous invitait à aller les nourrir. Les sœurs en profitaient pour nous amener en promenade. Un jour, nous étions parties, par rangées de deux élèves – qui ne soient pas, fallait faire très attention, de trop grandes amies – avec, en tête de file, une religieuse chargée de maintenir la discipline.

Toute forme de sexualité m'étant parfaitement inconnue, je n'avais rien compris à cet avertissement, non plus qu'à cette bonne sœur qui, le soir, venait quelques fois s'asseoir sur mon lit me serrer les mains fiévreusement en soupirant : « Ah, Monique ! Si vous sentiez comme je… » Elle m'avait tellement agacée. Et puis la tendresse, moi, pour ce que j'en connaissais…

Afin de décourager la révérende de tout rapprochement désobligeant, un soir, au coucher, j'enduisis mes mains de crème parfumée subtilisée dans la chambre de ma voisine dont la trousse de beauté était garnie de nombreux petits pots qui faisaient l'envie de toutes les pensionnaires. Aussi, lorsque la mère cajoleuse voulut de nouveau se montrer entreprenante, elle fut si incommodée par l'odeur insistante et par la sensation gênante qu'elle ne revint jamais.

Pour ce qui est de notre sortie en rang d'oignons, je ne me rappelle plus avec qui j'étais – sans doute avec quelqu'un d'aussi insignifiant que moi –, mais nous riions beaucoup. Probablement des autres, comme le font les gens jaloux, craintifs et impersonnels. La chef de la discipline, courroucée, s'est alors ramenée en quatrième vitesse, toutes voiles au vent : « Monique Larouche, tâchez donc, je vous en prie, d'être vous-même ! »

J'ai reçu cet avertissement comme un ultimatum. Une espèce de choc initiatique et existentiel. Avec, comme conséquence, une épouvante intérieure, du genre de celle qui vous bloque la respiration. Hé oui, qui étais-je donc? Comment faire pour être moi-même? Comment trouver ma propre identité alors que mon enfance avait été si malmenée?

Je ne ris plus du reste de la promenade. Un premier signe de cassure venait d'apparaître. Et je remis à plus tard ma soudaine interrogation. Je me suis enfermée dans un mutisme complet tout au long du retour. Je regardais les nuages flotter dans le firmament en rongeant savamment chaque ongle de chaque doigt de mes deux mains.

Les jeunes franciscains nourris, la vie de pensionnat reprit son cours. Je me tapai trois ans de ce régime: la messe tôt le matin, le petit déjeuner, les classes, le lunch, les classes, l'étude, le souper, le dodo. Puis les vacances – à la fois trop courtes et souvent pénibles – et à nouveau la rentrée. Trois ans, pour moi, de robotisation. Mais malgré tout, on ne réussit pas à me casser tout à fait...

Puis, la dernière année, fin juin, l'évêque Charbonneau apparut pour la remise des diplômes. J'étais de celles dont les résultats n'avaient aucune chance de faire les annales du couvent. Sauf en français, où je les surclassais toutes. J'avais beaucoup d'imagination, paraît-il. Était-ce méritoire, moi qui n'existais que dans ma tête?

Devant monseigneur, j'y allai d'un compliment, la voix haut perchée, étrangement fausse: «Ô Jésus, doux sauveur, dans ton divin berceau, tu pleures; tu gémis sous le froid, la souffrance...» Quelle salade! Comment un dieu, si bon et si miséricordieux soit-il, pouvait-il porter intérêt à un discours empreint d'un tel dolorisme. Enfin... Dûment entogée, je quittai finalement le couvent. Ces longues années de somnambulisme ne laissèrent rien derrière moi ; aucun attachement, aucune amitié. Je conservai de monseigneur Charbonneau l'image d'un grand et bel homme à tempes argentées.

Plus tard, assise dans notre auto, entre la haine et l'innocence retrouvées, je retournai à la maison. C'est à l'encre invisible que l'avenir se dessinait devant moi. Que faire avec une dixième année « B » et un vécu familial qui n'avait rien d'une référence. Pouvais-je rêver de me faire ingénieure ou, à défaut, ingénieuse ? Familière du malheur, je serais plutôt visiteuse ; j'aiderais les pauvres et je soulagerais les éprouvés…

Refoulements maternisés

Au lendemain de la Première Guerre mondiale, le Québec vit sous la tutelle de l'Église catholique. En plus de prêcher une morale rigoriste et puritaine aux fidèles qui remplissent leurs églises le dimanche, les curés de l'époque n'hésitent pas à s'immiscer dans l'intimité des couples et à régenter les consciences d'une population généralement résignée et peu instruite. Paradoxalement, les nombreux mouvements catholiques, en rassemblant les jeunes et en les incitant à l'action sociale, favorisent l'éclosion d'idéologies séditieuses et l'émergence de leaders qui prendront les rênes de la société sociale-démocrate à venir.

Maintenant que j'étais chaque jour à ses côtés, Rose avait enfin remarqué que j'avais physiquement changé. Que je m'étais transformée en une grande jeune fille aux formes invitantes, à la poitrine ferme et forte. Et que j'inspirais le plein air et la santé. Hélas ! C'est alors que sa haine s'abattit en trombe sur ma sexualité innocente ; une véritable tornade, un ouragan dévastateur qui ne me laissa plus de répit.

« J'espère que tu marches pas, ma gueuse ! » Lancée par ma mère, comme ça, sans avertissement, cette phrase m'atteignit dans ce que j'avais de plus fragile et de plus intime. Surtout à dix-sept ans ! Durant les années 1940, une fille qui « marchait », c'était une fille qui couchait avec tout le monde, une fille facile. J'ai cherché à couvrir l'entaille et j'ai répliqué, sachant à l'avance que ma réponse ne changerait rien au regard qu'elle portait sur moi : « Non, maman, je marche pas ! »

Voilà, nous pouvions désormais retourner à nos indifférences et à nos enfermements. Car, à ce moment-là, ma mère et moi, c'était devenu le rejet au carré versus l'aversion au cube. Pas de relation, pas d'échange. « Non, maman, je marche pas ! » Qui ou quoi en moi avait formulé cette réponse, toute faite, toute prête et apparemment attendue. Était-ce ma raison, ma docilité ou ma peur, je ne sais pas. Chose certaine, ce n'était pas mon cœur...

« J'espère que tu marches pas, ma gueuse ! » À partir de ce moment, c'est dans ma tête que je me sentis le plus à l'aise de marcher ; là où les paroles infanticides de ma mère ne pouvaient plus m'atteindre. Ce qui n'empêcha pas les questions et les doutes de cependant surgir plus tard au tableau des comment et des pourquoi : et si mon corps avait secrètement accusé le coup ?

Déboutonnage extatique

En réaction au préjugé maternel, je me réfugiai dans mon univers fantasmagorique. Et j'y découvris des plaisirs dont ma mère s'était bien tenue de m'informer. C'est ainsi que, de petite fille immaculée, incolore, inodore et sans saveur, toute vêtue de pureté, d'innocence et de pudibonderie, je m'initiai moi-même à l'énormité. Je commis, par ennui ou par curiosité, le véritable péché. L'inavouable, le pire, celui qui tue l'âme. Qu'il fallait, pour se le mériter, réunir deux conditions essentielles : le plein consentement de la volonté et la réflexion suffisante. Comme si la découverte de son corps relevait d'une performance pernicieuse : « Un, deux, trois, go, c'est décidé, je commets un péché ; et pas n'importe lequel s'il vous plaît : le mortel ! » Complètement fou que tout cela, du plus-que-parfait masochisme chrétien !

Mais à la vérité – toute la vérité, rien que la vérité, je le jure –, j'avais surtout voulu vérifier qu'après la terrible faute le ciel ne me tomberait pas sur la tête. Qu'après m'être, comment dire… machinée, je ne perdrais pas la vue, que mon corps ne se couvrirait pas de pustules ou de boutons. Autrement dit, je voulais le savoir de source sûre !

Eh bien, fausse alerte, il ne s'est rien passé de particulier ! Ni AVANT, ni PENDANT, ni APRÈS ! En surface, du moins. Mais à l'intérieur, comment vous dire, un véritable massacre ! La culpabilité, le trouble, le grand malaise existentiel. Pourquoi ? Parce que la peur, parce que maman, parce que papa. À cause des générations avant moi qui s'étaient transmises cette foi aveugle et aveuglante. La culpabilité, cruelle et sournoise, poursuivait ses ravages. Et tout à coup ce serait vrai, les cornes, la fourche et le feu de l'enfer ?

Cette première exploration dans la zone interdite de mon intimité féminine m'avait tout autant chamboulée que déniaisée. C'est la raison pour laquelle je fus saisie d'un irrésistible et morbide besoin d'aller me confesser au père Antime, jésuite de profession et de conviction. Une espèce d'eunuque en-robé de douceur, courtois, mielleux et empressé, mais d'une curiosité malsaine et hypocrite : « Dites-moi TOUT, mon enfant ! » Mais pourquoi me confier à ce fouineur, à ce chapon à l'haleine fétide ? Était-ce bien nécessaire de tout lui raconter, dans le menu détail, à ce prêtre cauteleux et gras, que je ne connaissais ni d'Ève ni d'Adam ? Était-ce obligatoire de lui révéler que je m'étais, comment dire… câlinée, là où se dissimule la consolation suprême ! Par ma faute, par ma faute, par ma très grande faute…

Ainsi, par un lumineux samedi d'août, je descendis du tramway, coin Sainte-Catherine et Bleury. Je chaloupai allègrement sur mes talons aiguilles à la mode jusqu'au monastère Sainte-Cunégonde. Je poussai l'épais portail de l'entrée. J'entrai sans façon et retrouvai une odeur familière de potage au chou. Ici, le chef cuisinier régnait en roi et maître des estomacs. La soupe dépendait étroitement du goût que lui inspiraient ses papilles gustatives. Mais l'important, c'était de redécouvrir toutes ces senteurs familières, familiales et rassurantes lorsque je longeai le long corridor fraîchement astiqué. « Ça sent comme au couvent », pensais-je.

Enfin, j'aperçus au loin, au bout du corridor, derrière la porte vitrée, le père Antime. Celui-ci m'attendait patiemment, le nez dans son bréviaire. « Bonjour, mon père ! » Il répondit, tutélaire : « Mon enfant ! » Peut-être avait-il raison. À l'aube de la vingtaine, je me sentais encore si petite et si fragile…

Éclata de rire, le père Antime. Ça rit beaucoup, un homme en noir. C'est aimable, un homme de Dieu. Et causant. Et curieux. Il se leva prestement, recula joyeusement sa chaise, et vint à ma rencontre en rougissant : « Voyez comme tout est simple à une âme pure ! » Grrr… Si c'est si simple, me dis-je, dans mon for intérieur, pourquoi te troubles-tu tant, mon vieux ? Et sache que je ne suis pas ton enfant !

Me confessai donc devant le visage grillagé et rougeaud du père Antime qui, assis sur son banc de quêteux, sa grosse tête confortablement calée dans la paume de sa main, tendit une oreille attentive et follement intéressée. Enfin, pensa-t-il, autre chose que des peccadilles du genre : j'ai dormi pendant le sermon ; j'ai mangé avant de communier ; je me suis demandé si les sœurs portaient des culottes sous leurs jupes. Finalement, crut-il, en voilà une qui me donnera le plaisir d'entendre de l'incarné, du substantiel.

Je me résolus donc à confesser mes crimes. Mes crimes ? Eh oui, l'époque était dramatique, à ce qu'on disait. Le mal rôdait partout, semble-il. Le péché nourrissait les cœurs, vous guettait nuit et jour, dans vos moindres recoins, dans vos rêves, sous les draps ! Pendant ce temps, le père Antime, distrait, débonnaire, bien à l'abri dans son confessionnal – sorte de boîte téléphonique avec double ligne en attente – comptait et recomptait, secrètement, honteux, gêné, ses pets et ses borborygmes. « J'espère, mon Dieu, qu'elle n'a rien entendu et surtout rien senti ! » espérait-il, de toutes ses forces, dans son quant à lui-même !

Il faut dire que, dans ce réduit consacré, le père Antime empestait l'air ambiant de remugles, ail et soutane sale confondus. Qu'il nourrissait aussi une rancœur secrète à l'endroit du père Ovila qui lui volait ses plus intéressantes pénitentes, dont trois putes et deux droguées, avec qui il entretenait d'édifiantes et passionnantes conversations. Quant aux véniels pénitents, ceux-ci l'endormaient royalement.

Seigneur Dieu, roi du ciel et Dieu de l'enfer sur terre, qu'est-ce qu'on faisait devant tous ces moines sans moineaux qui nous refilaient, *in ventro*, tous leurs complexes olympiens et œdipiens ? Tous ces castrats qui infantilisèrent notre bonne société canadienne-française, catholique, inuite et québécoise ! Pourquoi avoir ainsi pris les femmes à partie ? Ils ne péchaient pas de la chair, eux, les hommes ? Mais d'où péchaient-ils donc alors ? C'est fou comme il n'y avait rien à comprendre à cette religion de machos, la catholique se montrant la plus castratrice de toutes ! Faut croire que je n'étais pas née avec les excroissances sexuelles requises pour avoir droit aux privilèges !

J'ai donc commencé, comme il se doit, par le signe de ralliement convenu : « Au nom du Père, du Fils et du Saint-Esprit. Bénissez-moi mon père, parce que j'ai péché ! » Quel péché avais-je bien pu commettre ? Celui d'avoir été heureuse cinq minuscules minutes… cinq, au plusse des plusses ! Après tout, je n'avais pas tué, même pas une mouche ; je n'avais pas volé, même pas une cenne noire pour acheter deux lunes de miel au restaurant du coin ; je n'avais pas bouffé du prochain… même pas un peu de sœur Marie-Thérèse-de-l'Eucharistie !

Nonobstant le fait que mon histoire l'avait plutôt laissé sur sa faim, le bon père me donna l'absolution. En latin, comme il se doit : « *Ego, absolvo te…* » C'est ainsi que la très chrétienne, la très catholique, la très craintive, la très scrupuleuse, la très nunuche Monique Larouche est passée de l'obscurité à la lumière par le biais de la contrition : « Pardonnez-moi par les mérites de Jésus-Christ mon Sauveur ; je me propose, moyennant votre sainte grâce, de ne plus vous offenser et de faire pénitence. » Temporaire sursis à la culpabilité.

Donque, en principe délestée de tous mes remords – ne m'étais-je pas confessée ? – je recommençai, le soir même, en toute quiétude et jubilation, à m'adonner aux délices illicites de la chair. Plaisirs que j'aimais de plus en plus soutirer – hou là là – de mon innocente et joyeuse libido d'adolescente sentimentalement attardée. Et peu importe la culpabilité, du moment que je me sentais incarnée, qu'il y avait de la joie – Bonjour, bonjour, les hirondelles ! – et que le sang bouillonnait dans mes veines. D'autant que ces plaisirs étaient pacifiques et pacifiants. Grâce à eux, pas besoin de tranquillisants. Grand bien me faisaient-ils !

Ainsi absoute et désinhibée, j'aurais donc dû être tranquille de partout, tout autant en mon corps qu'en mon âme et conscience. En paix avec mon moi-même, réconciliée avec celle que j'étais. Mais non, ce ne fut pas pour cette fois-là! Au fait, ce ne le fut jamais. La panique s'est plutôt emparée de tout mon être. Effrayée, angoissée, j'entrepris sur-le-champ une séance d'introspection improvisée: «Mais qui suis-je donc? L'enfer, peut-être!»

J'implorai alors la pitié des normaux – ceux qui mangeaient, qui digéraient et qui dormaient bien – même s'ils n'y comprenaient rien. J'avais si peur que j'en tremblais de tous mes membres. Tellement peur... sans même savoir de quoi. Peur d'avoir peur, peut-être? C'est la pire: une peur étrange, venue de loin, venue d'ailleurs. Pas question d'aller en paix comme m'y avait exhortée le père Antime. «Soyez forte dans l'adversité, mon enfant; allez et ne péchez plus...»

C'était bien insuffisant pour faire fuir la culpabilité maudite. Coupable, j'étais coupable par hérédité, coupable par transmission intergénérationnelle, coupable de mère en fille. Amen!

Exhibition perverse

Aussi incroyable que cela puisse paraître, après m'être éclipsée du couvent, je m'ennuyais. Sans toutefois en connaître la raison. Ce que je pouvais m'ennuyer... Surtout au cinéma, quand les amants se caressaient et s'embrassaient goulûment. Et quand apparaissaient les belles filles radieuses, les beaux gars entreprenants et que l'amour les rapprochait. L'amour, toujours l'amour... Tout ce que j'en connaissais se résumait à Doris Day chantant *I'd love to get you on a slow boat to China* et à des initiatives maladroites de quelques patraques sexuels.

Un soir, un 18 janvier, aux p'tites vues, le voisin, qui sem-blait pourtant contempler le vide, se mit à me tâter la cuisse. Outragée, dégoûtée et effrayée, je lui plantai mon épingle à chapeau dans le bras. Vous auriez dû l'entendre hurler, le monsieur ; une vraie sirène de paquebot, un cri d'orfraie, un hurlement de chrétien dans la gueule du lion !

Puis un dimanche après-midi, à l'église des Saints-Innocents – oui, oui, encore là –, un ivrogne s'assit à côté de moi, la braguette ouverte, laissant pendre une pauvre petite quéquette toute ratatinée. « Seigneur Dieu, ayez pitié, car ils ne savent ce qu'ils font… »

Une autre fois, au cinéma à nouveau, au beau milieu du film *La symphonie pastorale*, mon voisin me saisit prestement la main pour la poser vous savez où. Et puis, au printemps, il y eut ce Chinois qui lavait et empesait les chemises de mon père en plus de celles de la duchesse et de l'archiduchesse. Le chine-toque me lança un clin d'œil lubrique, puis m'offrit des papillotes, espérant m'attirer derrière le comptoir, pour… « Pour te violer », m'assurait, sans l'ombre d'un doute, ma *mère-mer*, le sang de mon sang. « Ils sont tous pareils, ces bri-dés : des obsédés sexuels. » Excusez-la, messieurs les Chinois ; ma mère, c'est la bêtise humaine incarnée !

Ah, oui, il y eut aussi cet homme, rencontré dans la rue Beaubien, devant l'église Saint-Édouard, qui ouvrait son pale-tot pour me montrer sa… son… atonie sexuelle, tout en sou-riant aux anges, comme l'idiot du village. Apercevant l'escargot monstrueux, je courus à perdre haleine jusqu'à la maison où ma mère me rassura en ces termes : « Oh, ceux-là, Monique, les exhibitionnistes, ce sont les moins dangereux. Des rêveurs pornos, des incapables ! »

C'est sur ce dernier scandale que mon initiation à l'uni-vers masculin prit fin. Pour moi, désormais, les hommes se divisaient en deux catégories : les romantiques et les obsédés. Ceux qu'on projetait sur les écrans et ceux que l'on retrouvait dans les salles de projection. Mais d'aucun je ne pourrais espérer quelque sentiment, car, comme l'affirmait si bien Rose : « Les hommes, TOUS les hommes, sont incapables d'aimer, c'est génétique. »

J'avais beau rêver, ma mère avait mijoté un autre plan pour moi : celui de me remballer derechef et de m'expédier chez d'autres religieuses, en espérant faire de moi une infirmière diplômée.

Mise en garde

Durant les années 1940, au Québec, les religieux et les religieuses assurent l'ensemble des services d'aide et de soutien à la population : éducation, santé, loisirs et services sociaux. En accueillant les étudiants, dont plusieurs pensionnaires, dans leurs imposantes résidences où se mêlent expérience communautaire et formation scolaire, ces institutions souhaitent ainsi susciter des vocations religieuses qui assureront la relève de leurs nombreux effectifs.

La directrice d'un grand hôpital, une autre de ces sorcières consacrées, avait daigné accepter ma candidature. Ma mère, anticipant son bonheur de me voir repartir de sitôt, l'avait convaincue qu'une âme de guérisseuse et qu'un cœur de rebouteuse sommeillaient en moi. Des talents si bien cachés qu'au fait moi-même les ignorais ! Toutes deux désiraient tellement mon bien qu'elles étaient convaincues qu'elles finiraient par l'avoir. « Garde-malade », voilà qui ferait respectable.

« Garde-fous », pensais-je plutôt, conviendrait mieux aux compétences acquises dans mon milieu familial ! Ma garde-mère et la révérende mère étaient persuadées qu'alités et souffreteux auraient un jour besoin de moi. De moi ?

Nouveau départ en catastrophe, donc. En direction de ma destinée. Faut faire vite. N'est pas reconnue pour sa patience, la destinée. Surtout lorsqu'elle attend dans un hôpital où s'entremêlent les odeurs d'encens et de chloroforme, de pouding au riz et de cierges brûlés. Ai mis mes plus belles hardes pour accompagner ma maternelle : la robe démodée dont elle ne voulait plus, le manteau acheté à l'Armée du Salut et le bibi rose fuchsia que ma tante Clotilde refusait de porter depuis des lunes. Le grand départ se fit de la gare Windsor. Le wagon dans lequel nous prenions place fleurait le mystère, les horizons lointains et le cuir des banquettes. Les poussières en suspension, perceptibles grâce au soleil ambiant, me poussaient à la rêverie.

Je me sentais soudainement transportée de bonheur, moi qui n'étais pourtant que l'ombre de son ombre. « J'eus l'impression, l'espace d'un instant, que je pourrais enfin exister hors de vous, maman. Et loin de votre acrimonie, peut-être. » À notre descente du tramway, nous nous sommes retrouvées au pied d'un immense escalier en pierres qui menait au lieu où m'attendait une escouade de jeunes internes. L'internement ? Pour moi ? Déjà ?

Bien en évidence sur un socle surélevé, la statue de la vénérée mère fondatrice était ornée de fleurs, saisonnières comme annuelles. Et priantes, on aurait dit, avec leurs pétales tout grands ouverts vers le ciel. Mais pourquoi donc pensionnats et prieurés cherchaient-ils tant à se jucher sur les quelques mamelles terrestres qui se détachaient du décor ? Pour se rapprocher du ciel ? En guise d'identification au Golgotha ? Chose certaine, mon nouveau dispensaire m'apparaissait bien inhospitalier avec ses pierres grises, ses murs blanc os – pour s'harmoniser aux squelettes ? – et ses rideaux jaune moutarde. Du même jaune que le sourire de sœur Marie-du-Saint-Cimetière-de-la-Croix-de-Jésus qui m'accueillit en poussant péniblement la lourde porte qui séparait la chapelle de la salle d'urgence. « Nous vous attendions, mon enfant. » Voilà que je ressentis un premier malaise…

Très rapidement, je détestai mon nouveau métier. Au fait, je haïssais la maladie. Je l'apercevais partout. Je me sentais menacée par elle. Les malades me rendaient malades. Je m'imaginais à leur place : j'étais tour à tour cancéreuse, tuberculeuse, diabétique, anémique et cardiaque. Je ne connus plus jamais de repos. Je me diagnostiquai hypocondriacoparanoïaque. J'en étais venue à croire qu'un mystérieux cancer menaçait la pucelle que j'étais.

C'est peut-être la raison pour laquelle je leur plaisais tant à ces malades ; je m'apitoyais si facilement. Mais faut dire également que j'étais totalement dépourvue de méfiance ou de scepticisme. Aussi, mes collègues se moquaient-elles allègrement de ma couardise : « Hé, garde Larouche, le 38 est mort cette nuit. Sa plaie s'est rouverte ; va donc le bourrer et le mener au congélateur au sous-sol. » Doux Jésus ! De son flanc droit s'écoulait le pus ; je perdis connaissance sur-le-champ. Les camarades gloussèrent un bon coup : « Quelle andouille que cette nouvelle ! »

Dans le 129, la patiente empestait ; la gangrène lui rongeait une jambe après qu'un arbre lui eut tombé dessus. J'eus la nausée. Dans une autre chambre, l'opérée de la veille était devenue folle des suites du choc opératoire. Elle divaguait. Le mieux que j'ai pu faire, ce fut de trembler avec elle de la tête jusqu'aux pieds. Je n'étais finalement d'aucun véritable secours, encore enroulée que j'étais dans l'utérus à crocs et à pics de ma mère d'où je n'étais qu'à demie sortie. En ces moments de détresse, il m'arrivait cependant de penser que je n'y avais peut-être pas souffert autant que je le croyais.

Mais heureusement, au département de maternité, je m'étais tout de même apaisée un peu. Il n'y avait là ni morte ni blessée grave. Je pouvais enfin me détendre. Certaines patientes eurent cependant l'heur de scandaliser la puritaine et pudibonde apprentie que j'étais. « Garde, s'il vous plaît, voulez-vous changer mon tampon ? » osaient-elles demander, négligemment, en ouvrant les jambes en V. « Mais faites-le donc vous-même ! » brûlais-je d'envie de leur répondre. Comment pouvait-on avoir ainsi idée de renoncer à sa dignité ! Mais mon malaise jugulait vite ma spontanéité. Je jouais les toutes dévouées : « Certainement, madame. » Au fait, j'avais honte pour nous deux ; pour notre lâcheté réciproque.

Et que dire de cette maniérée d'infirmière en chef : jolie, rousse, les seins haut perchés, l'arrière-train ondulatoire, les yeux durs et le cœur absent, qui passait et repassait devant ces estropiés et ces souffreteux, l'air de dire : « On regarde, mais pas touche ! » Sans compter tous ces vieillards valétudinaires devenus lilliputiens, puérils, tels qu'on les préfère ; ou prosternés, comme on les affectionne lorsque les urgences débordent. « Je vous apporte mon petit pipi », disait une dame, avec la voix aiguë d'une moniale houspillée par la maîtresse des novices. Grand Dieu, être humain, était-ce donc cela ? Au premier vent mauvais, se retrouver couché et diminué, à la merci d'étrangers incapables de la moindre empathie ?

À l'étage des pensionnaires, nous couchions trois filles dans une même chambre. Aussi nigaude que niaise, je devins vite leur tête de Turc. Dieu qu'elles se sont bidonnées à mes dépens. Habillant son pouce d'un condom, l'une d'elles me fit croire qu'il s'agissait là d'une nouvelle variété de pansement. Et je la crus ! Chaque jour m'offrait une occasion supplémentaire d'étaler mon ignorance. Dire à quel point je partais de loin, c'est à la salle d'accouchement que je fus initiée aux mystères de la vie. J'y appris de quelle façon un couple s'accouple et qu'un enfant est enfanté. Mais ma naïveté n'allait pas être exempte de toutes conséquences.

Un midi, à la cafétéria, je rencontrai le mari d'une de mes patientes : « J'ai assez hâte que ma femme revienne chez nous ! » m'avait-il confessé. Entre dessert et café, il m'avait offert une cigarette. Maintenant que je savais d'où venaient les bébés, je me disais qu'un peu de fumée me donnerait davantage de contenance. Or, comble de malheur, en me tournant la tête pour éviter d'emboucaner mon interlocuteur, j'aperçus le regard acéré et accusateur de mère Marie-Immaculée-de-la-divine-formation qui, par hasard, passait par là.

Le lendemain, vers trois heures de l'après-midi, la sœur directrice me convoqua : « Mademoiselle Larouche, vous êtes renvoyée. » Mademoiselle, l'appellation manifeste qui renforçait l'irrévocabilité de la décision : plus jamais on ne m'appellerait « garde ». Mon crime était d'avoir été vue, fumant, en compagnie du mari d'une de mes patientes. « En flirtant ! » insistait la directive directrice. J'eus beau protester, contester ces interprétations erronées, parler de ma mère, du chagrin que je lui ferais, rien n'y fit. J'étais proprement chassée : « Ramassez vos effets personnels. Voici l'horaire des trams. Merci de faire vite. Que Dieu vous bénisse, mon enfant ! » Voilà que j'étais redevenue une enfant. Et voilà qu'était revenue la nausée…

À compter de ce moment, je n'eus plus qu'une seule pensée : ma mère ! J'ai dû faire le tour complet de la ville à deux reprises afin de retarder le plus longtemps possible l'échéance, pour moi terrifiante, de nos retrouvailles. Elle allait me tuer, j'en avais la certitude. Comment pouvait-il en être autrement, moi qui étais si coupable ? Je savais pourtant très bien que je ne m'enfuirais pas, que je ne me soustrairais pas à sa colère. Que j'irais plutôt machinalement, masochistement, à la rencontre de sa cruauté et de ses sévices. Car telle est la folie, la bêtise ultime de celle qui se sent constamment fautive : espérer un châtiment qui la déculpabiliserait enfin…

Et la furie fut épouvantable. Elle réprima avec peine l'orgasme qu'elle éprouvait à exprimer sa hargne. Les larmes amères qu'elle versa : « Maudits enfants égoïstes. De vrais pourceaux quand ils s'y mettent. Tu leur donnes à manger et ils viennent chier sur ton perron. Toi, Monique Larouche, disparais de ma vue ; j'ai peur de ne pas pouvoir me retenir plus longtemps. Je te tuerais tellement tu me dégoûtes ! » Elle se retenait donc ?

Aurait-il fallu pour autant que je me fasse compréhensive ? Envers elle qui avait tant rêvé de se contempler à travers moi, habillée de ma cape bleue et rouge d'infirmière, avec le petit bonnet sur la fine pointe du crâne. Qui aurait tant voulu s'habiller de moi, se prolonger en moi. Ce que j'ai dû la décevoir en la rendant ainsi à sa grisaille quotidienne. Ainsi retournée en pécheresse à l'abomination familiale, je n'ai fait que disparaître un peu plus. Une fois l'avalanche passée, je profitai d'une légère accalmie pour défaire ma valise.

Crise identitaire

Question de sauver ma peau, il me fallut vite dénicher un nouveau boulot. C'est finalement monsieur Fernand Pilon, propriétaire des boutiques du même nom, qui prit le risque de m'embaucher. En faisant de moi illico une vendeuse de statues. En plâtre, en plastique ou en bois, j'offrais un choix complet. Des lumineuses, des phosphorescentes et des fluorescentes. Pour se souvenir des héros, pour invoquer les saints, pour enjoliver la maison ou pour décorer le sanctuaire. Habitée de l'atmosphère familiale, je me suis vite sentie à l'aise parmi ces êtres inanimés.

À la maison, j'ai dû apprendre à composer de nouveau avec la monotonie de nos vies monochromes. Certaines nuits, afin de dissiper l'angoisse, je me lavais lentement et longuement les cheveux, les asséchais à grands coups de brosse étirés. Puis je me promenais de long en large, le cœur arythmique. J'écoutais les bruits du silence, la sirène des ambulances, celle des pompiers et des voitures de police. J'étais abasourdie par le klaxon des automobiles et des taxis de même que par les ronronnements des avions. Je me laissais distraire par le tic-tac de l'horloge, les soupirs des insomniaques, les ronflements des dormeurs et les grincements des sommiers.

J'avais peur, je tremblotais et je pleurais. Il m'arrivait aussi de prier le grand turbineur céleste même si j'ignorais tout de lui : « Seigneur, je ne comprends rien à rien. C'est ça le plus affolant pour quelqu'un qui n'a toujours fonctionné qu'avec sa tête. Je ne sais pas qui je suis; aidez-moi ! » Mais je n'arrivais jamais à tirer quelque réconfort que ce soit…

Puis vint un malencontreux matin. N'en pouvant plus d'angoisser, je m'étais jetée dans l'inhospitalier giron maternel : « Maman, je vais devenir folle ! » En se secouant d'impatience, elle m'avait repoussée d'une torsion de hanche, m'assénant bêtement : « Bah, je te l'ai toujours dit que tu deviendrais folle ! »

Du coup, elle m'avait mise complètement K.-O. Je me souviens très bien de l'énorme désarroi dans lequel sa remarque m'avait plongée. Pendant un bref instant, j'ai dû devenir effectivement folle. La terre, sous mes pieds, s'est ouverte sous l'impact. Je n'étais plus qu'un lièvre traqué: pan ! Tiré à bout portant.

Atteinte en plein cœur ? Encore aurait-il fallu que j'y habite… Dans mon estime personnelle ? Pour ce que j'en avais ! Pendant une heure ou deux, je ne sais plus, j'ai éprouvé des nausées et j'ai été en proie à de vilaines crampes. Je courus m'asseoir sur la cuvette des w.-c. et me suis tâtée pour m'assurer de la fonctionnalité des morceaux qui restaient. Et, à cet instant précis, je sus qu'il n'y avait personne pour personne : ni père, ni mère, ni frères, ni sœurs, ni voisins, ni amis. Je sus de façon définitive que, très longtemps, j'allais être seule, qu'on ne se mettrait pas à ma place, qu'on ne ressentirait jamais, en même temps que moi, le désespoir qui était le mien. Que c'était cela être humain, c'est-à-dire isolée et esseulée. Et que je n'avais pas à m'en faire ; qu'on ne meurt pas pour ça. Qu'en toutes choses, toutes circonstances – sauve qui peut la vie – j'aurais à me débrouiller par moi-même. Qu'au fait j'étais en train d'accoucher, difficilement mais assurément, de celle que j'étais !

Et qu'un ultime choix m'était donné : je métamorphosais à l'instant même ce tout petit moi naissant en un misérable avorton ou je prenais le pari de la vie. Et j'optai pour la vie, sans connaître ce qu'en serait le prix. Et il devait s'avérer fort, merci !

Réduit résidentiel

Au début des années 1950, les jeunes Québécois et Québécoises quittent massivement la campagne pour venir travailler en ville. Partout en Occident débute l'ère de l'industrialisation qui favorisera l'enrichissement des individus et donnera naissance à la classe moyenne. Alors que l'accès aux études supérieures est presque exclusivement réservé aux garçons, les filles sont encouragées à se doter d'une formation professionnelle qui les dirigera éventuellement vers des emplois de service – secrétaire, infirmière, hôtesse de l'air! – qu'elles seront finalement invitées à quitter lorsqu'elles se marieront.

Alors que d'autres prennent fièrement leur envolée du nid familial, j'ai quitté mon réduit maternel sans même savoir si j'avais des ailes. Je trouvai refuge dans une maison vétuste, dans un quartier du genre «populaire», entre une église grecque au beffroi néo-roman et un marché public en briques beiges. Deux enseignants étaient installés à l'étage depuis quelques années. La propriétaire, madame Leclerc, habitait le rez-de-chaussée. Avec mon maigre salaire, je ne pouvais m'offrir que le sous-sol. «Aménagé», spécifiait cependant la petite annonce.

Plutôt un débarras qu'une chambrette. Il fallait voir. Au centre, quatre chaises droites et une table à cartes bancale. En retrait, un sofa avachi sur un tapis de Turquie des années 1800 et nul autre éclairage que celui des deux ampoules d'un plafonnier blafard. À la tête du lit de fortune en cuivre, une fenêtre quadrillée par laquelle il m'arrivait de compter les pieds des passants. J'y ai installé mes quelques possessions: un drap déchiré, que j'ai volé dans la lingerie de ma mère, deux débarbouillettes, dont une à demi effilochée, et mes vêtements. De l'autre côté de la cloison en contreplaqué, une toilette à la cuvette craquelée et tachée jaune, un évier miniature tout juste assez grand pour y laver mes bas nylon.

Mais pas cher. Que dix dollars par semaine. Petit déjeuner inclus. Très petit déjeuner: un bol de céréales, jamais deux.

Les toasts, au pain à l'eau; le blé entier, c'était pour les malades et les constipés. De la confiture ou de la marmelade; jamais les deux. Une tasse de café; petite, la tasse. Crème et sucre; le sucre, pas trop. Radine, la mère Leclerc... Mais pouvais-je consciemment espérer mieux? Je travaillais pour des émoluments de misère. À peine si je gagnais de quoi subsister jusqu'au mois suivant. Heureusement que j'avais trouvé ce modeste sous-sol. Où j'avais repeint les murs ocre en vert lime. Question d'alléger l'atmosphère.

Mais voilà que, même à distance, je continuais de me sentir inférioisée à la seule pensée de ma minus de mère. Depuis que je l'avais quittée, c'est le monde entier qui s'était mis à me terrifier! J'étais tellement angoissée. Je naviguais constamment de la mélancolie à la neurasthénie. C'était mon lot quotidien. Seigneur que je m'ennuyais! Des pieds à la tête, je me perdais en conjectures avec moi-même, cette inconnue!

C'est alors que je me suis mise à la recherche du bonheur en comprimés. Quelle découverte pour moi de trouver dans les pharmacies des gélules roses de bonheur, des cachets bleus d'équilibre émotif et des pilules orangées d'amour éperdu. J'appris qu'on pouvait même doser de justes quantités afin d'obtenir une agressivité saine et constructive. « Donnez-moi alors pour deux dollars d'une douceur à la fois tendre et prometteuse et pour trois dollars de sensualité active qui soit également respectueuse et réconfortante! »

Ainsi, en avalant simplement une toute petite dragée, je me gratifiais d'un billet de première classe pour Tombouctou, Istanbul ou Brasilia. Tout ça dans ma tête, sans jamais quitter ma diminutive chambrette. À ce prix, le rêve devenait accessible en tout temps et il y faisait toujours beau. En prime, j'avais le choix des châteaux... en Espagne ou ailleurs! Mais il y avait toujours mon for intérieur qui ratait rarement une occasion de me ramener à ma triste réalité : « Quand bien même tu aurais, de par le vaste monde, 56 châteaux, Monique, tu n'en as aucun si tu ne te possèdes pas, TOI ! » Atterrissage forcé sur le plancher des vaches...

Poste restante

« Ça te prendrait quelqu'un dans ta vie, Monique. Un vrai monsieur, là. As-tu déjà pensé à un docteur ? » Ma maternelle savait tellement mieux que moi où se trouvaient mes intérêts. Ce qu'elle pouvait être naïve et snobinarde. Qu'est-ce qu'elle s'imaginait dans sa cervelle d'ex-paysanne ? Qu'avec une profession on devenait forcément intelligent, bon et généreux ? Je ne pus cependant m'empêcher de penser que, avec un mari qui serait quelqu'un pour ma mère, je deviendrais par le fait même quelqu'un à ses yeux.

Telle une Cendrillon en herbe, je me mis donc en frais de trouver chaussure à mon pied. Jusque-là, j'avais été tranquille aux portes, sage comme une image, droite comme une statue et vertueuse comme Blanche-Neige et ses sept nabots. Douceâtre ou blafarde, je me fondais aux couleurs de ma vie. J'étais soignée de partout, tant en mon corps qu'en mon âme et conscience. Je n'avais vraiment rien d'une jouvencelle libidineuse. Les seuls amoureux enflammés et amants exaltés que je connaissais étaient ceux qu'on retrouvait dans les livres. Et au cinéma, bien sûr. Mais qu'en était-il dans la vraie vie, près de chez nous, par monts et par vaux ?

Afin de provoquer le destin, je logeai dans une revue populaire, à la rubrique *Courrier sentimental*, une annonce se lisant comme suit : « Jeune fille, assez jolie, cherche correspondant, 30-35 ans, instruit, aimant la nature. » Aimant la nature ? Pourquoi ? C'est drôle, je n'y pensais jamais à la nature.

Je reçus moult lettres. Une seule retint mon attention : « Je suis étudiant en médecine, j'ai 24 ans. » Un médecin, ouah ! Faut croire que le snobisme de Rose avait fini par déteindre sur moi. Confirmant de ce fait que je n'avais pas été conçue dans une éprouvette. Projection maternelle élémentaire. Bravo, Freud !

Je l'ai donc appelé ; et il est venu. Pour moi qui n'étais rien, cela tenait du miracle, du pur émerveillement. Voilà que j'allais être belle, qu'on allait peut-être me désirer. Carencée comme j'étais, j'avais acquis un tel souci de plaire. Au fait, je n'avais foi qu'en mon apparence. J'avoue cependant que je n'avais rien d'autre pour me défendre…

Dire que je lui ai plu… Il a, en effet, voulu me dévorer sur-le-champ ! « Monique, ça te tenterait de m'accompagner à une partie de hockey à Verdun samedi prochain ? » Comment refuser ? « Bien sûr ! » Pour la première fois, je pouvais enfin me regarder sans peur de me mépriser. Question de mettre toutes les chances de mon côté, je mis du rouge à lèvres *Baiser* et voulu en faire l'essai sur mon prétendant guérisseur…

Médecin sans frontières

Pierre, qu'il s'appelait. Ah ! qu'il était beau, Pierre. Six pieds et quatre pouces, le regard bleu électrique, les dents blanches – très blanches ! –, la moustache abondante et soigneusement travaillée, les lèvres si gourmandes que je défaillais juste à l'idée qu'il vienne un jour les poser sur les miennes. Un type très bien, très très bien : viril, élégant mais sans fla-fla, la chemise toujours impeccable, la toison noire émergeant de l'encolure, des pantalons qui tombaient bien, le pli droit au centre, des souliers noirs, des souliers bruns, et même des blancs pour l'été ! De la culture en plus – *Traviata, Rigoletto, Carmen* – et de l'appétence – amateur de bière et de scampis.

C'est sur ce Pierre que je voulus bâtir mon avenir. Il était ma découverte de l'Amérique : la brise, le soleil, la lune et les étoiles tout à la fois. Mon Saint-Graal : la gentillesse, la douceur et la générosité incarnées. Du jamais vu en ce qui me concernait. Heureuse, j'étais si heureuse. D'un bonheur simple et vrai. Comme l'air qu'on respire, comme l'eau fraîche d'un ruisseau. Heureuse et enfin moi : Monique Larouche, gaie et vivante. Si vivante !

Pierre sentait si bon que, dès les premiers instants, je mourais de désir à la seule idée de me retrouver dans ses bras pour humer son odeur de plus près. Mais ce qu'il dégageait par-dessus tout, c'était une odeur de liberté. Pierre, il s'aimait et il aimait la compagnie des femmes. Il n'avait rien à foutre de cette culpabilité abjecte que je traînais comme un boulet. Il s'offrait même la fantaisie d'avoir des amis aux beaux-arts, l'antre du vice. Sa seule façon d'être me permettait d'entrevoir le jour où je perdrais enfin cette fâcheuse habitude de toujours me turlupiner, de sans cesse couper les cheveux en quarante petits poils bien menus…

En juillet, j'appris de nouvelles façons d'occuper mes loisirs dans les bras cajoleurs de celui qui m'émotionnait plus que tout. Sur l'herbe tendre du versant sud de la montagne inspirante et enchantée, Pierre devinait, instinctivement et amoureusement, tous les gestes susceptibles de provoquer chez moi les plus vibrants haut-le-corps. C'est ainsi que, par un samedi après-midi de plein soleil, alors que nos langues se bâfraient à bouche que veux-tu, Pierre glissa subtilement sa main dans mon corsage. Il saisit mon sein droit avant même que j'aie pu reprendre mon souffle.

Mes seins, il osait toucher mes seins ! Je me suis alors souvenu du jour où, épouvantée, je m'étais désolée d'en avoir : « Maman, maman, j'ai des bosses sur la poitrine. Est-ce normal ? Je n'ai que douze ans ! » Le grand niaiseux d'Anatole, le fils de notre voisin d'en face, s'était émoustillé en observant ma récente transformation : « Ouais, ça saute, ça saute ! » Je pris alors mes jambes à mon cou afin de semer la honte qui s'apprêtait à me saisir par les sentiments. Je voulus disparaître sous le macadam avant même de savoir si la nature m'avait favorisée ou disgraciée.

Mais voilà que, dix ans plus tard, Pierre me rassurait : « Que tu as de beaux seins ! » Jeune, plein d'ardeur et enivré d'*elisir d'amore*, il redoublait de câlineries. Il me faisait découvrir les délices du corps, de son corps, de nos deux corps accordés. Je ne savais plus si je devais faire montre d'indignation ou de contentement. C'est alors que mon âme perpétuellement inquiète se fit entendre : « Mon enfant, ne commets-tu pas, en ce moment même, un péché mortel ? Aurais-tu donc oublié : "Œuvre de chair ne désirera qu'en mariage seulement !" »

Et voilà que la culpabilité, cette importune en résidence, s'invitait entre nous deux au moment même où je sentais ma résistance fondre comme neige au soleil. Étais-je vraiment, moi, – la Monique éduquée au renoncement à son moi, à sa féminité et à sa libido – en train de commettre l'impureté ? Je refrénai du coup celui qui ne pouvait saisir la torture de mon âme : « Pierre, non ! » Mais c'est à tort que je pensai que l'angoisse et la culpabilité disparaîtraient avec ce timide élan de vertu : « Et s'il me quittait ? » Je ne pus me résoudre à cette éventualité. Je saisis de facto la main que je venais de repousser et la posai *rapido* sur mon sein gauche. Lorsqu'il l'empoigna prestement, je sentis que l'amour venait à moi pour la première fois…

Pierre imprégnait ainsi mon jeune corps d'une sorte de douceur qui m'était totalement inconnue. Et ma nature sauvage, avide, désolée, de plus en plus sollicitée, répondait à ses avances. D'un seul et même coup, mon angoisse semblait se dissiper. Il était mon haschisch, mon lithium, mon sport extrême ! Sans le savoir, j'emmagasinais mes plus beaux souvenirs pour des lendemains malheureux. Comme si je savais, intuition malveillante, qu'ils ne reviendraient, ô malheur, jamais plus !

Mais où était donc passée mon obsédée de mère qui voyait le péché partout ? « Cet homme, maman, votre choix et votre acceptation, fut le premier – avec votre bénédiction – à m'émouvoir physiquement. Espériez-vous donc autre chose de notre chaude intimité ? » « Cher Pierre », comme elle le disait si suavement. Il la rendait tellement heureuse. « Au fait, vous frémissiez d'aise à travers moi. » Un docteur amoureux de sa fille : la béatitude assurée ! « Satisfaite, maman ? »

En l'espace de quelques mois, j'étais devenue une espèce de Princesse de Clèves. Pierre m'enveloppait d'une volupté telle qu'elle provoquait chaque fois en moi de nouvelles secousses sismiques. Il me faisait découvrir que je pouvais aussi avoir une sexualité inventive malgré l'éducation austère que j'avais reçue de mes parents pour le moins peu portés sur « la chose ». On se voyait au soleil, sous la pluie, au matin blême et au clair de lune. En auto, en bateau ou en train. Je compris vite que le compliment « Exquis ! » pouvait aussi s'adresser à moi, à mon petit moi, à mon petit pois n° 3 de moi.

Aussi, un jour, du dos de la main, j'entrepris à mon tour de caresser, en y touchant à peine, la joue gauche de mon conquérant qui, je le découvris alors, était particulièrement sensible... de la joue! Comme d'autres sont sensibles d'ailleurs, d'ailleurs! Caresse suave, furtive, savamment dosée, d'inspiration presque... tantrique! Comme tout cela me paraissait étrange: être là et ne pas savoir qui on est. Rire quand on a envie que de pleurer, de crier et de hurler: «J'ai peur!»

Bon an, mal an, Pierre venait me voir tous les bons soirs: mardi, jeudi, samedi et dimanche. C'était l'époque où tout était interdit, donc jouissif. Mais il ne faut pas s'y méprendre, Pierre m'aimait sincèrement. Comme un fou, comme on aime à vingt ans. Le bonheur a ainsi vécu chez moi des semaines durant sans rouspéter et en se laissant aimer gentiment. Il soignait les fleurs, racontait ses voyages, m'enseignait des langues nouvelles et s'engraissait tout doucement.

Mais cet amour me semblait si onirique, si irréaliste, si fragile. «Je ne suis pas ton amour!» lui criais-je souvent. Pour qui n'a pas été choyée, souhaitée, désirée, l'amour, ce n'est pas évident. Sacrilèges que ces mots! Au fond de moi, j'étais convaincue qu'un autre joli minois, plus jeune et plus joli que le mien, lui tournerait un jour sa girouette de tête. Et je savais que moi, rescapée de l'abandon, je n'étais pas armée pour faire face à la moindre infidélité. Vulnérable et immature, je rêvais d'un amour absolu, plus perpétuel que le temps, plus catholique que le pape. Pour moi, l'amour devait rimer avec toujours.

J'ai donc décrété que cet amour-là ne résisterait pas à l'examen, au temps qui passe, à la routine des jours, à la maladie, à la tentation et aux offenses. Nous en étions à notre cinquième année de fréquentations aigres-douces, de rapports de force fatalement inégaux – parce que j'étais une femme et qu'il était un homme – quand je confiai à un collègue de travail: «Je suis catastrophée, tu n'as pas idée. Je me rends compte qu'avec Pierre je ne suis souvent que méchanceté et calcul sordide. Comme ma mère ! Je lui ressemble tellement que ça me fait peur. Comment pourrai-je un jour être affable et tolérante envers les hommes alors qu'elle les déteste tant ? ! »

Je mis donc fin, de façon on ne peut plus brutale et inexpliquée, au chapitre de Pierre dans ma vie. J'avais été sa première véritable flamme. Il avait été le premier à m'allumer. Je le quittai comme ça, du jour au lendemain, sans plus de justification. Je ne saurai jamais si la fougue qui nous animait aurait pu me rendre heureuse à jamais. Culpabilité morbide, quand tu nous tiens ! Cette abrutie abrutissante, étouffeuse de vie, une fois de plus, avait eu le dernier mot.

Comme pour mieux me soustraire à moi-même, je m'inventai des raisons. Pierre ressemblait à papa. Comme lui, il était incapable d'aimer vraiment. Comme Roméo, il était léger, ludique. Pierre n'était pas l'amour, mais une amourette. C'était mon apparence qui l'excitait, qui l'émoustillait. Il aimait le goût de mes lèvres, la fraîcheur de mes traits, mes seins pulpeux et fermes, mes yeux clairs, ma luxuriante chevelure, ma beauté éphémère. Mais aurait-il résisté à mon vieillissement, à la déliquescence de ma peau ?

Je l'évinçai à jamais pour des futilités comme celles-là. Triple buse que j'étais. Je mourus de nouveau à moi-même. *Requiescat in pace.* Monique Larouche : plus coupable qu'hier et moins que demain. Je suis redevenue mélancolique, agressive, d'une humeur massacrante de massacrée, d'une tristesse si intense que celle-ci s'imprégna dans les rideaux, dans les tapis, dans mes draps. Ainsi que dans mes yeux verts qui, noyés dans les profondeurs insondables de ma douleur épidermique, devinrent roses, jaunes et gris. À ceux qui se montraient étonnés, je servais l'argument massue : « Pour un mari, je serais imbuvable ; ce que ça va me prendre, ce n'est rien de moins qu'un saint ! »

Relations agrosentimentales

Je croyais qu'un chagrin de vingt ans me donnerait droit au ruisseau qui frissonne de même qu'au berger tendre et doux de la montagne. Je ne savais pas que la vie se lisait dans un livre avec notations et citations à l'appui. Je croyais plutôt qu'aimer et se donner valaient le monde…

Mais la réalité était tout autre. J'étais de retour chez moi, avec mon tout petit moi, dans mon *home sweet home*. Je claquai des dents pendant deux jours, au moins des moins. Je tremblai de partout. Que m'était-il arrivé? Je n'avais jamais été aussi affolée que cela auparavant. Faut dire que je ne m'étais jamais demandé qui j'étais non plus. J'étais, tout simplement!

Et voilà que l'ennui vint se recroqueviller sur moi, comme une vieille chatte laissée trop longtemps seule à la maison. Des pieds à la tête, je ne savais que faire de moi-même, cette inconnue. Je pensai qu'un changement de boulot aurait un effet dépuratif sur mon âme oppressée. J'eus alors recours à une recette éprouvée. Ne suffisait que de mélanger quelques gouttes de célérité à deux mesures combles de bonne volonté. Je déménageai donc tout de go ma lassitude quotidienne chez Dupuis Frères, «le magasin du peuple».

Le changement subit a souvent comme effet de provoquer les événements. C'est en effet dans cet immense commerce au détail que je fis la connaissance de mon nouveau prétendant. Un samedi matin de septembre, Yvon était venu renouveler ses dessous. Je l'avais entrevu dans le rayon des «corps et caleçons». Lui m'avait remarquée alors que je m'affairais dans le secteur des «balais et plumeaux». Sans plus de manières, il s'était présenté à moi: «Tu t'appelles comment, toi? Tu permets que je te tutoie? Moi, c'est Yvon.» En voilà un qui savait ce qu'il voulait et qui ne s'enfargeait pas dans les fleurs du tapis! «Tu es un sacré beau brin de fille. J'aimerais assez ça te revoir. Ce soir, vers huit heures, ça ferait-y ton affaire ? »

On me trouvait donc encore belle ! Je pourrais de nouveau exister, redevenir quelqu'une aux yeux de quelqu'un. Moi, le souffre-douleur de Rose, le bourreau de mon amoureux éconduit. « Bien sûr que tu peux venir me voir. Ce soir, ça devrait aller… », lui avais-je nonchalamment répondu. Très nonchalamment d'ailleurs, pour qu'il ne pressente pas que j'étais, au fait, tout fin seule à me morfondre. « Voici mon adresse. J'occupe le sous-sol chez une petite vieille. »

Désireux de soulager les maux de la terre, Yvon poursuivait des études en agronomie. Plutôt balourd et mal dégrossi, il sentait fort les odeurs de l'étable et les émanations des champs fraîchement fertilisés. Je ne m'étais donc pas leurrée à son sujet ; même avec des caleçons neufs, il n'allait jamais devenir quelqu'un de cultivé, poète ou penseur. Avec lui, pas d'approches raffinées, d'attentions délicates ou de nobles sentiments. Je savais qu'il n'y aurait jamais de « Ma chérie » ou de « Je t'aime ». C'était : « Tu me prends comme je suis, je te prends comme tu es ! » Au fait, c'est surtout lui qui faisait une bonne affaire avec moi. Une affaire de corps, s'entend. Parce que du cœur, il n'en serait jamais question.

Yvon, c'était mon étalon. Il était beau comme Gérard Philippe mais abject comme le bossu de Notre-Dame. Sexuellement, il était boulimique. Il n'avait d'intérêt que pour « ça ». Peu importe le temps qu'il faisait, l'heure qu'il était ou le goût que j'en avais. Yvon, c'était une sorte d'amant de Lady Chatterley. S'en fichait royalement, lui, de mes humeurs complexées. Sitôt arrivé : « Salut ! » Il se dévêtait. Exhibait fièrement son anatomie sculpturale. Me dénudait en s'extasiant à tous coups : « La Vénus de Milo ! » Malgré la honte que j'éprouvais, j'aimais bien ces jeux défendus dans lesquels je m'engageais à mon corps défendant. Tout le temps que je passais avec lui, je demeurais cependant partagée entre le plaisir des sens et un abject sentiment d'abaissement.

Combien de fois l'ai-je entendu décrire les mensurations du jouet favori que j'étais devenue à ses yeux. « Trente-quatre, vingt-deux, trente-cinq », triomphait-il. À l'entendre, on aurait dit que je ne faisais que l'exciter. Il se pâmait sur ma taille et moi, j'étais toute perdue. Craignant plus que jamais d'être larguée, je m'entêtais à y voir de l'amour. Pour qu'il reste près de moi, j'étais prête à faire semblant. Je réentendais les paroles de ma mère : « De toute façon, jamais un homme ne voudra de toi… » Pour éviter de lui donner raison, je maintenais mon cœur braqué sur l'insensibilité de mon agronome.

Je nourris donc l'idée de m'abandonner dans les bras de ce rustre en rut. Moi – oui, oui – moi. Monique la vertueuse – « Je vous demande respectueusement pardon ! » – à principes gros comme le bras et à scrupules auréolés. Moi, la punaise de sacristie : « C'est le mois de Marie, c'est le mois le plus beau. » Moi, l'ex-adolescente boutonneuse, à péchés mortels pour des peccadilles : « Bénissez-moi, mon père, parce que j'ai péché ! » Moi, la demoiselle à petits becs sur bouche cousue : « Bonne année, gros nez ; pareillement, grandes dents ! » Moi, la mignonnette que la minauderie des romans de Claude Jaunière laissait pantoise : « Je l'appelais Sweethie. »

Agronome oblige, Yvon, lui, gardait cependant les deux pieds bien sur terre : « Viens chez moi », m'avait-il lancé un jour, catégoriquement. Simple prétexte pour se retrouver en corps à corps avec moi, à l'écart de toute civilisation protectrice. Pour m'y rendre, je devais passer au travers d'un magnifique boisé de sapins, d'épinettes, de pins et d'ifs. C'est en humant les odeurs qui s'en dégageaient que je fus rattrapée – par-derrière de surcroît ! – par la sinistrose névrotique et catholique qui rôdait autour : « Dieu est partout et il te voit, mon enfant ! » Mais quelle faute avais-je donc pu commettre pour me retrouver en proie à de telles contorsions existentielles ? Je décidai de confronter sur-le-champ l'héritier proclamé du royaume des cieux : « Si tu es bien le Fils de Dieu, tu devrais exiger de ton père qu'il cesse de me culpabiliser de la sorte, Jésus de mes... de Nazareth ! »

Je poursuivis tout de même mon chemin jusqu'à la garçonnière d'Yvon, rue des Sables, angle Saint-Narcisse et Saint-Eusèbe. Mais le mal était fait. Mon inconscient tordu bossu avait de nouveau pris le pas sur ma frêle détermination. Ce qui eut pour effet de tout faire déraper. Je suis arrivée en retard ; j'étais complètement trempée. Lui s'était tellement parfumé d'Electric Shave qu'il empestait son minuscule repaire. Il s'approcha pour m'enlacer. Voulut m'allonger sur le lit ; ou peut-être sur le sofa ou encore le plancher, je ne me souviens plus. C'est alors que je me suis mise à trembler de tous mes membres. Une peur panique m'envahit et je m'entendis crier comme une hyène horrifiée : « M'approche pas ! Me touche pas ! » Me retournai sur un dix sous, lui tirai ma révérence et le plantai là sans plus d'explication. Après avoir claqué la porte, je m'enfuis les jambes à mon cou.

Mais les remords m'en prirent aussitôt. Dès le lendemain, je requis sa présence auprès de moi. Et, pour la première fois, je l'autorisai à m'investir et à me visiter. Bien que je nous croyais des monstres de perversité, nous n'avions joué jusque-là qu'à de puérils jeux de touche-pipi. Mais au moment même où nous nous apprêtions à transgresser ce qui n'avait été que gouzi-gouzi et gambades, madame Leclerc frappa à la porte pour percevoir le loyer du mois. Nous fûmes quittes pour une interruption involontaire de caresses. Reportées aux calendes grecques, nos amours, délices et orgues.

Je profitai cependant de l'occasion pour lui parler mariage. Oh, ce n'était pas que je l'aimais. À vrai dire, je le méprisais plutôt bien. Mais ce qui m'importait, c'était qu'on m'appelle «Madame, Madame Yvon quelque chose». Qu'il me donne un nom, car je n'en avais pas. Je le sommai donc d'agir rapidement: «Dans deux semaines!» C'est maman qui allait être heureuse.

Le jeudi suivant, le curé de la paroisse Saint-Jude, le patron des causes désespérées, annonçait nos bans à l'église. On se marierait samedi en huit. Le temps nécessaire pour qu'Yvon fasse les achats requis: alliances, jonc, bague à diamants… Et il n'hésita pas à mettre le paquet: 2000 piastres qu'il a payé. Un véritable crève-cœur pour ce radin! Comment a-t-il pu? Mais je découvris rapidement que ce n'était pas l'eau bénite qui avait fait tomber ses résistances…

L'avant-veille du grand jour, il s'enivra. Le trac? La peur? Allez-y voir! Peut-être s'était-il simplement rendu compte qu'il s'était engagé à la légère à épouser une femme qui, certes, l'intriguait, mais qui avait aussi et surtout des comportements qui inquiétaient: «Yvon, j'ai peur! C'est difficile à expliquer; je ne me connais pas. Aide-moi!»

Mais je n'allais tout de même pas le forcer à comprendre mon incapacité à me laisser aimer quand – ô merveille –, en se soûlant de la sorte, il me fournissait une occasion en or de rupture. Je lui rendis donc son jonc avant même qu'il ait eu le temps de dégriser. Mais gardai la bague: «Celle-là, je pourrai toujours l'exhiber.» Il ne comprenait pas. Moi qui étais tellement… qui semblais pourtant si… Il me pourchassa en zigzaguant et me rattrapa en zozotant. Je m'enfuis de plus belle. Tout imbibé qu'il était, il manqua de souffle pour me rattraper. Entre Yvon et moi, ça n'aura duré qu'une petite année.

D'abord désespéré, puis découragé d'avoir perdu son jouet, il m'a cherchée pendant des jours. A téléphoné à maintes reprises.

Entendu la voix impersonnelle de la standardiste : « Puisque je vous le dis, monsieur, qu'il n'y a pas de réponse. » Vingt fois plutôt qu'une, il a rappelé. Pour se buter à l'intolérable et inacceptable évidence. Mais, têtu comme une mule, il est venu sonner. Et sonner encore. Jusqu'à impatienter madame Leclerc : « Mais je vous répète qu'elle n'est pas là ! » Où ? « Je ne sais pas. Si je devais m'attentionner aux allées et venues de tous mes pensionnaires… Je suis discrète, moi, monsieur. Je ne me mêle jamais des affaires des autres. Excusez-moi. »

Tel Pierre avant lui, il y eut donc un avant, un pendant et un après Yvon. Mais c'était, hélas, toujours la même Monique. Après cette nouvelle rupture, question de masquer mes abandons répétés, je voulus créer l'illusion que ma vie tournait à une allure vertigineuse. Je courais sans cesse ; je cherchais toute occasion de tendre la main. Mais je ne retrouvai finalement que mon essoufflement. J'étais à nouveau seule dans mon cœur, dans mon corps, les bras ballants, à me faire la grimace. Je me faisais peur à moi-même. Je n'avais plus confiance en rien ni personne. Et pourtant, j'attendais. J'attendais que la pluie tombe dru sur ma tête. Qu'elle me lave et me purifie. Mais de quoi au juste ? J'attendais qu'un géant me soulève au bout de son bras pour que je surveille la joute par-dessus son épaule…

Le chevalier libérateur

En terminant ses études classiques, Marc Thibault s'engage dans la Compagnie de Jésus qui regroupe des religieux mieux connus sous le nom de jésuites. En préparation pour son ordination, il connaît cependant une profonde crise de foi qui lui fait quitter les ordres et se diriger vers l'enseignement. Avant de devenir directeur de l'information pour la Société Radio-Canada, Marc Thibault coanime avec Raymond David l'émission d'éducation populaire Radio-Collège qui, en complétant l'enseignement donné dans les écoles secondaires, vise à parfaire la formation des étudiants de même qu'à intéresser le grand public à l'acquisition de connaissances et à la culture générale.

Et voilà qu'un beau jour, sans crier gare, ma destinée vint me relancer jusqu'au bureau : « Monique, t'es demandée au téléphone. Un monsieur qui raconte aimer tes billets. Tous les jours, il dit les lire. » Je travaillais depuis déjà quelques mois pour un journal local. J'y étais entrée comme correctrice d'épreuves ; se faire la main à partir des erreurs des autres, c'est vraiment ce que l'on appelle apprendre sur le tas.

Puis, on décida de me confier l'écriture d'un billet quotidien. Sur le sujet que je voulais. J'ai d'abord parlé de l'arbre en face : *J'ai là, dans mon cœur, un paysage charmant. Il se trouve, paraît-il, derrière cet arbre, une oasis. Mais quel chemin prendre pour m'y rendre. Voilà ce que je saurai ; attends-moi, je viendrai.* Le patron a ri : « C'est original, vivant ! » C'est ainsi que je commençai à m'inventer une vie à travers l'écriture.

« Je ne sais si vous êtes bien celle que je crois, mais je tiens à vous dire l'agréable surprise qui a été la mienne ce matin en parcourant le journal pour y lire vos deux articles que j'estime d'une excellente venue. Mes compliments. Je pense que vous avez toutes les raisons d'être fière de votre signature. Il y a chez vous une façon de provoquer l'intérêt de votre lecteur qui est faite de beaucoup d'intelligence et de cœur. En ce qui me concerne, ils égaient mes journées. »

Quelle voix grave il avait, mon admiratif admirateur. Une vraie voix d'homme : assurée, détendue et rieuse. Comme d'autres jouent de la guitare, du violon ou du piano, Marc, lui, jouait de la voix : « Bonjour, madame ! » Séduisait d'une inflexion tonique toujours bien marquée, doublée d'un accent circonflexe solidement appuyé sur le « a ». La voix était ronde, profonde, descendait dans les graves.

Je devais absolument le rencontrer. Mais je ne savais pas comment le retenir. Ingéniosité bien ordonnée commence par l'audace : « Monsieur, si j'osais… Nous pourrions aller prendre un café ensemble. Vers cinq heures ? Êtes-vous marié… Oh ! Pardonnez-moi, je veux dire… libre ? Il rit : « Vous, au moins, vous êtes spontanée. Excellente idée ! Non, je ne suis pas marié, ni fiancé. Rejoignez-moi à dix-huit heures coin Saint-Joseph et du Parc. »

Dix-huit heures… Comme en France. Il parlait comme en France. « Jamais un homme ne voudra de toi. » Voilà que l'occasion rêvée de faire enfin mentir ma mère me donnait rendez-vous coin Saint-Joseph et du Parc. « Les commencements ont des charmes inexprimables », flagornait Don Juan. Sans trop savoir pourquoi, j'avais déjà l'intuition qu'il me comprendrait. Mieux : qu'il compatirait !

Ce dont je ne me doutais pas cependant, c'est que mon obligeant lecteur vivait sur un fuseau horaire différent du mien. Le parapluie dégoulinant, les pieds trempés, la patience noyée, voici qu'arriva enfin celui que je guettais à la dérobée. En l'apercevant, j'ai tout de suite su qu'il plairait à mon père et à ma mère. Au fait, il était du genre à plaire à toutes les mères.

« Je suis cadre à la Société Radio-Canada », me dit-il d'entrée de jeu, gourmé, comme s'il avait lu dans mes pensées la question que je me posais à son sujet. Un brin prétentieux, certes, mais quel homme distingué. « Et vous, Monique, parlez-moi de vous. Demeurez-vous dans le quartier ou, bien au chaud, avec votre maman ? » Il se payait ma tête ou quoi ! Nous pataugeâmes jusqu'au restaurant.

« Moi ? Oh moi, je ne suis qu'une petite correctrice d'épreuves pour un journal de quartier. Me passeriez-vous le sucre, s'il vous plaît, monsieur Thibault ? » Mais comment en étais-je venue à sans cesse me déprécier de la sorte, à me présenter comme nulle et non avenue. Et en éprouver un étrange sentiment de satisfaction. « Qu'une petite correctrice d'épreuves… », devant ce type sérieux, respectable, poli et propre. Et pourquoi donc cette dénégation ?

Je me rabrouai aussitôt : « Stop, Monique, n'en jette plus, la cour est pleine. » J'avais depuis longtemps acquis l'art de couper spontanément les ponts entre un possible bonheur et moi. J'étais habile comme pas une pour me convaincre moi-même de ce que je croyais être inéluctable : « Il ne m'aime pas, ne peut pas m'aimer ; jamais je ne lui inspirerai l'amour. » Qu'en savais-je ? Pourquoi toujours me dévaloriser ainsi ? Était-ce donc si difficile de m'aimer ?

« Combien de sucre désirez-vous ? Deux, trois, quatre ? » Que d'empressement ! Un véritable Chevalier à la rose. Cette extrême courtoisie me déconcerta. Moi qui n'avais pas été habituée à tant de galanterie, une telle obligeance m'inspira plus d'ironie que de rêverie : « Pète-dans-le-trèfle ! » soupirais-je. Quelque chose sur ce visage d'une autre époque m'intriguait. Il semblait désincarné : poli, distant, charmant à souhait, mais comme se suffisant à lui-même, comme au-dessus de la mêlée. Pince-sans-rire, il pouvait parfois être désopilant. Ce qui ne manquait pas de m'étonner. Mais il y avait, derrière ce masque de respectabilité, d'honorabilité, comme un goût de vivre… refréné !

Avant de nous quitter, il m'a baisé la main. « Ça vous dirait d'aller voir Louis Jouvet ? Il jouera Gorgibus dans *Les précieuses ridicules*, la semaine prochaine, au Théâtre du Nouveau Monde. J'ai deux billets ; ça vous plairait de m'accompagner ? » Je ne pus feindre mon enthousiasme : « Oh, Marc, comment vous remercier ? » Je glissai doucement ma main dans la sienne. Ce qui provoqua chez lui un léger mouvement de recul. Je me ravisai aussitôt et déposai un baiser à la volée sur sa joue gauche. Ce que je regrettai presque aussitôt. « Espèce de perruche ! Idiote que tu es. T'engager sans réfléchir dans des familiarités de la sorte avec quelqu'un que tu ne connais même pas. » Dieu que je me suis morigénée en rentrant à la maison !

Au cours des jours qui suivirent, les questions m'assaillirent comme les virus au retour du temps doux : « M'aimera-t-il assez pour que j'oublie n'avoir jamais été désirée ? » À vingt-cinq ans, en songeant à ce qu'avait été ma vie, je me disais que déjà elle était foutue et trop abîmée pour espérer guérir un jour. J'avais encore et toujours cette étrange, troublante et persistante envie de pleurer. Mais, du fond de mon sépulcre blanchâtre, je me parais d'humour pour me donner l'impression que j'existais vraiment. Qui pouvait deviner, sous mes masques hilares, la profondeur de mon tourment ? *I'am laughing on the outside, but crying in the inside.*

Ce qui m'amenait à sans cesse faire « celle qui » ; celle qui patinait de fantaisie, celle qui dansait le ballet, celle qui skiait comme une championne. Mensonges, balivernes et galéjades que tout cela. Pour ajouter à ma perfidie, je me donnais des airs détendus : « J'aimerais faire une partie de tennis avec vous, Marc. » Il avait un service foudroyant. Je crus briser sa redoutable concentration en enfilant la magnifique jupette que j'avais achetée en solde la semaine précédente. J'étais de plus assurée que mon débardeur jaune contrasterait avantageusement avec le fond brun et rouge du court municipal. Peine perdue. Je m'épuisai avant même d'avoir réussi à retourner une seule balle de l'autre côté de ce satané filet. Il a bien ri… confirmé qu'il venait d'être dans sa supériorité.

Ce qui le renforça également dans sa présomption d'arrogance : « Je vous félicite pour cette nouvelle tête que vous vous êtes faite et qui m'apparaît infiniment plus saine et plus sympathique que la précédente. » Mais pour qui se prenait-il, le saint homme ? ! Pour Jésus-Christ ? « Laissez venir à moi les petits enfants ! » Pour la perfection ? « Que celui qui est sans péché lui lance la première pierre ! » Mais bien qu'il avait la bouche pleine de semonces, sa tolérance envers autrui était infinie. Il ne pouvait voir se noyer une souris sans frémir de compassion. Il fusionnait avec toute espèce malheureuse qui l'entourait : les pauvres, les infirmes, les laids, les sales… et les péripatéticiennes. De ces dernières, il disait : « Pauvres femmes, elles n'ont pas choisi ce triste sort ! »

Ce qui m'amena à redoubler d'efforts afin de polariser sur moi toute son attention. En m'intéressant de près à ses activités, j'appris que mon preux chevalier aimait faire de l'équitation. Ne reculant devant rien pour l'impressionner, je décidai alors de lui en mettre plein la vue. J'enfilai les plus beaux habits de circonstance : casquette, veston, pantalon et bottes. Chic comme une championne olympique au matin de la compétition.

— Je ne savais pas que vous montiez à cheval, Monique !

— Le costume me va plutôt bien, ne trouvez-vous pas ?

— Mais vous ne m'aviez jamais dit cela.

— Pas trop gros mon cheval pour commencer, si vous voulez bien, Marc.

Après que mon cavalier m'eut lui-même hissé sur ma monture, il ne cacha pas son étonnement d'avoir à me spécifier d'insérer mes pieds dans les étriers pour maintenir mon équilibre. Est-il besoin de dire que la randonnée s'annonçait laborieuse ? Et elle le devint d'autant plus lorsqu'il décida de faire trotter nos empressées juments. C'en était trop, j'étais démasquée. Je rebroussai chemin vers l'écurie avant de m'écraser le long d'un chapelet de crottin. Quelle première pour la parfaite écuyère ! Un autre de mes fantasmes venait de s'évanouir. Marc a rigolé un bon coup. Ingénieuse, qu'il m'a trouvée. Bluffeuse, que je me sentais. Quand on n'est personne, on veut tellement être quelqu'un…

Obligeance amoureuse

Question de lui faire oublier mon insignifiance, je décidai de l'inviter à dîner : « Je vous raconterai mon enfance difficile ! » Je voulais lui parler de la mort de Yolande et de ma jalousie à son endroit. Lui raconter mon excessive sensibilité et les souffrances qu'elle me valut. Me plaindre en bonne et due forme de mon enfance désolante et désolée.

Au restaurant, nous nous sommes assis sur des bancs de cuir rouge, devant une table en formica. Une serveuse maussade et bourrue, aux cheveux teints blond, crayon et calepin en main, nous lança à la manière d'un défi : « Et pour vous, ce sera ? » « Deux spécialités du chef », répondit Marc que l'animosité des autres rendait agressif. Et nous reprîmes la conversation. Comme c'était curieux, on aurait dit que toutes les répliques étaient prévues à l'avance. Que le destin dirigeait, de main de maître, son orchestre d'aveugles.

Dès que nous fûmes servis, je décidai de passer à l'attaque : « Que j'ai souffert, si vous saviez ! » Toute perdue éperdue que j'étais, je savais bien que c'était là mon tour de chance. Qui a déjà dit que le destin brasse les cartes et que c'est à nous de les jouer ? Mais que faire quand on n'a que des deux de pique à jeter sur la table ?

C'est alors que, fidèle à son rôle d'homme, Marc prit le commandement des opérations : « Tutoie-moi, je t'en prie. » À compter de ce moment, à travers la fumée ambiante, la partie s'est vraiment engagée : « Si tu y tiens, je suis d'accord ; tutoyons-nous ! » Penché, scrutateur, Marc me caressa affectueusement une main. « Pourquoi es-tu toujours si triste ma... chérie ? » J'avais bien entendu ; il m'avait appelée « ma chérie ». « Tes yeux sont des lacs insondables. » Quel poète ! « Parle, mais parle donc, tu ne dis jamais rien. Je suis tout ouïe ! » Enjôlée par tant de compassion, il n'eut pas à me supplier. Je passai aux aveux sans plus d'invitation.

Marc ressemblait à un champion d'échecs pour qui les pions n'avaient plus de secrets. Je décidai sur-le-champ de vider mon sac à malices : « Mes parents n'aimaient que ma sœur. Moi, je n'existais pas pour eux. Conséquence : je n'existe pas pour moi non plus, vous comprenez ? Euh, je veux dire... tu comprends ? »

Il comprit. Il comprenait tout. Il comprendrait toujours. Il ne semblait même pas surpris des propos que je lui tenais. Je poursuivis : « Devant le miroir, je ne sais pas qui je suis. Dans la rue, cela me fait terriblement peur de m'apercevoir dans une vitrine. Parfois je tremble... De peur ou de colère, je ne sais pas. » Marc m'expliqua que c'était très possible que j'aie refoulé beaucoup de ressentiment et de culpabilité au point d'avoir eu envie, peut-être, de tuer ma sœur.

« Nos grands esprits se rencontrent », ajouta-t-il à la blague tout en s'allumant une autre cigarette. Quand j'eus fini de lui parler de ma mère, Marc se montra indigné : « Quelle marâtre ! » Je compris alors que ce serait avec mes douleurs tues et accumulées que j'allais le conquérir. Marc se jura de me consoler, de prendre mes malheurs sur son dos, de sacrifier sa vie entière pour moi. Mais allait-il pouvoir me consoler pour

autant ? À compter de ce moment, nous passâmes aux fréquentations sérieuses.

Ce qui ne fit pas l'affaire d'Yvon qui, lui, n'avait pas encore
passé l'éponge… ou jeté la serviette, c'était selon les jours.
Voyant que la compétition occupait désormais le décor, il est
venu et revenu m'attendre, de l'autre côté de la rue, dans sa
berline vert olive. Il guettait mon retour. Et hélas, il était têtu.
Et l'inéluctable ne tarda pas à se produire. Non seulement
m'aperçut-il, mais il me vit au bras de mon nouvel amoureux.
Ce qui lui fit perdre le nord et le sud en même temps. Il vint
glisser un mot sous ma porte : « Je vais vous tuer tous les
deux. » « Allons, partons nous mettre à l'abri ! » riposta l'intré-
pide Marc, désormais aux commandes de mon avenir. Nous
nous sommes enfuis par la porte arrière. Je me réfugiai à la
pension où il habitait aux côtés de sa sœur. Et nous nous y
installâmes à demeure.

Mais mon escapade avec mon chevalier servant ne régla
pas tout. J'avais l'air bien décidé, comme ça, mais au fond de
moi, j'avais tellement peur de devenir folle. Je souffrais entre
autres d'épouvantables maux de tête. C'était comme si j'avais
un boulon, comme si un corps étranger se promenait libre-
ment dans mon crâne. Mais le pire, le plus douloureux, c'était
quand il se fixait à gauche, le boulon. À gauche, côté cœur,
côté des émotions. Comment dire la douleur que j'avais ? Je
me mettais alors à pleurer comme un bébé : « Marc, m'aimes-
tu un peu ? Dis-le-moi, Marc, j'ai tellement besoin de savoir
que tu m'aimes ! »

Marc obtempérait, me déclarait son amour obligeant : « Et
comment si je t'aime. Comment peux-tu en douter ? » Il m'embrassait alors fougueusement, longuement. Mais se pouvait-il
que quelqu'un puisse vraiment me chérir pour ce que j'étais ?
L'écho des propos de maman n'était jamais loin : « Jamais un

homme ne voudra de toi, ma fille.» Je m'empressais alors de brouiller les pistes : «Bon, assez parler de moi pour le moment. *Ciao !*»

Recommandations amicales

Ce ne fut pas là la seule fois où je le laissai interloqué. Ce qui l'amena à s'en ouvrir à son ami Bellefeuille. Ces deux-là s'étaient d'abord connus à la petite école. À l'adolescence, ils se disputèrent les faveurs d'une jeune voisine, qui ne les aima ni l'un ni l'autre. Elle trouvait Marc trop sérieux et Bellefeuille trop cyclothymique. Au cours classique, chacun excella : que les meilleures notes, pour tout et partout. On les surnommait d'Artagnan et Aramis. Puis tous deux lorgnèrent vers les ordres : Bellefeuille au Grand Séminaire de Québec et Marc chez les Jésuites. Le premier poursuivit jusqu'à l'obtention de la tonsure ; le second, en proie à une sérieuse crise de foi, quitta prématurément pour se diriger vers l'enseignement. L'amitié qui les liait demeura cependant intacte.

«Mais cette fille, si belle et intelligente soit-elle, semble affligée d'un certain nombre de problèmes, Marc», s'inquiéta l'abbé dans son langage onctueux de clerc. «Tu n'as pas l'air de soupçonner, mon vieux, la vie que tu te prépares…» Deux heures, qu'ils causèrent. Surtout de ma santé, qui semblait préoccuper très fort l'ami curé. «À t'entendre, elle ne m'apparaît pas des plus équilibrées, Marc. Tu ne sais trop pourquoi et tu t'en balances. Espèce de cordonnier mal chaussé !»

Tel un avocat de la défense, Marc se lança alors dans de longues explications. Selon lui, j'avais une peur panique de l'amour qui m'avait été refusé depuis toujours. Et cette peur s'était réfugiée dans mes jambes. Et son amour à lui, Marc

Thibault, saurait bien m'en libérer. Je reviendrais finalement du bout du monde. Et quelle femme amoureuse je deviendrais alors ! Marc était persuadé que je le lui rendrais bien un jour, son amour ; au centuple même !

Et il n'arrivait pas à comprendre qu'il faille convaincre un curé de ces évidences : « L'amour a de ces mystères, mon vieux Bellefeuille. » Et ce dernier de penser : mais pourquoi diable, Thibault, que l'on croyait célibataire pour la vie, qui avait négligé combien d'excellents partis, s'était-il entiché de celle-là parmi tant d'autres ? « Eh bien, arme-toi de patience, mon vieux Marc, parce qu'il se pourrait bien que ce jour-là ne soit pas près de venir. C'est toute ta vie que tu risques de sacrifier, davantage peut-être… Que je sache, tu n'es tout de même pas un thaumaturge ! »

Cinq ans, dix ans, mais qu'est-ce que cet ensoutané connaissait aux femmes et à l'amour ? pensait Marc. Et où allait-il chercher ces délais insensés ? Comment cet ami de toujours pouvait-il ignorer à ce point sa légendaire obstination à vaincre les pires obstacles ? Ses études universitaires, par exemple, ne les avait-il pas gagnées de haute lutte, envers et contre tout ?

Marc n'hésita pas à le lui rappeler : « Tu sais pourtant, mon cher Bellefeuille, que j'ai la tête bien dure ! » « Je sais, mon vieux, je sais, grommelait le curé. N'empêche que c'est tout un contrat que tu t'apprêtes à signer là ; et pour la vie, ne l'oublie pas ! Très lyrique, ton amour, et chevaleresque en plus ! Mais as-tu pensé à l'usure du temps et à la routine des jours ? Elle va être accaparante, ta Monique. Et ton boulot dans tout ça, y as-tu songé ? »

À en croire l'homme d'Église, il se préparait des épreuves insurmontables. Bien sûr que Marc avait pensé à tout cela, mais il ne s'en inquiétait pas le moindrement. Lui et moi, une existence impossible, mais voyons donc ! Et la foi qui transporte les montagnes, qu'est-ce qu'il en faisait, cet ecclésiastique acariâtre ? Et l'amour, oui, l'amour n'accomplit-il pas des miracles ?

— Tu sais, Bellefeuille, ton *boss*, le Très-Haut perché, a pris tout un risque avec son projet de sauver le monde. Alors pourquoi, moi, je n'en prendrais pas un avec Monique ?

— Tu es bouché à l'émeri, Marc Thibault ! finit par éclater de rire l'abbé, à court d'arguments. Je renonce à t'éclairer les esprits, vieil entêté ! Serai-je au moins invité au mariage ?

Ils se quittèrent en échangeant quelques dernières bourrades et une bonne poignée de main. Pas question d'embrassades ; c'est sûr, entre hommes !

Mais, sans que j'aie pu le prévoir, je n'allais pas tarder à confirmer certaines des appréhensions de cet apprenti curé. Un jour que ses affaires l'accaparaient de plus belle, Marc dut s'absenter pour se rendre participer à un colloque à Québec. Deux petites journées… et demie. Aussi bien dire l'éternité. Avant même qu'il ait franchi les ponts qui le conduisaient de l'autre côté du fleuve – le bout du monde ! –, la peur de l'abandon me saisit de plus belle. Une mainmise soudaine et totale sur ma volonté et mes convictions. Alors, tel un Petit Poucet cherchant son chemin, je courus me jeter dare-dare dans les bras d'Yvon : « Comment te dire à quel point tu me manques. Veux-tu encore de moi ? » Bécasse que j'étais.

Profitant de l'aubaine, Yvon me projeta illico sur son vieux sofa avachi. Du coup, je me sentis comme un oiseau blessé à qui on offre un nid de fortune. Dans ses bras, j'eus un instant l'impression d'être le barrage qui libère ses eaux tumultueuses. Je tremblai et je gémis sous ses contorsions vigoureuses. Supplices et délices à la fois. Yvon était devenu mon messie d'un jour. Il m'apportait la bonne nouvelle que je cherchais. Je bus ma folie jusqu'à la lie. Mais je n'allais plus jamais le revoir. Du moins en chair et en os. Et j'allais payer de mes peurs les frissons qu'il m'avait procurés.

En effet, au cours des semaines qui suivirent, j'attendis nerveusement «le passage des Anglais»! Dans les toilettes, je n'en finissais plus d'examiner, le cœur affolé, le fond désespérément immaculé de ma culotte. Pas la moindre tache de sang, pas de signe précurseur, pas de crampes abdominales : le calme plat. «Ce n'est pas possible!» me répétais-je constamment. «Ce n'est pas vrai!» La frousse m'envahissait, la tête me chavirait. À nouveau, je me ruai à l'église afin de demander à tous les saints et les saintes que je voyais sur les tableaux d'intercéder en ma faveur : «Oh! Je vous en supplie, rendez-moi mon bien-aimé mal de ventre, mes adorables menstruations!»

C'était l'angoisse existentielle et pénitentielle : «Papa va me tuer. Maman va mourir de honte. L'Église catholique romaine va m'excommunier. Je serai montrée du doigt.» Et si Marc savait, se débarrasserait-il de moi à son tour? Étouffant de panique, je décidai de me jeter dans ses bras et de tout lui avouer : «Marc, j'ai eu si peur, si tu savais. Te savoir loin de moi, je n'ai pas pu… Mais sache que je comprendrais si tu considérais que je suis devenue objet de honte pour toi.» Stoïque, comme s'il se blâmait de m'avoir laissée seule, Marc demeura en parfait contrôle : «Restons calmes; si le pire se confirme, en temps et lieu, nous aviserons.» Tout compatissant qu'il avait été jusque-là, Marc se fit – par pitié ou par amour? – magnanime en me laissant devenir l'infâme *Amorosa* d'un roman à venir…

Béni-oui-oui à jamais

En janvier suivant, le 22, une fois les Anglais rentrés au bercail, nous nous épousâmes. Sans tambour ni trompette. Sans amour ni galipettes. Pour le meilleur et pour le pire, dans la plus stricte intimité. Nous ne nous aimions pas plus l'un que l'autre, mais nous ne le savions pas. Tous deux privés d'autonomie affective, nous n'étions aucunement responsables, devant Dieu et devant les hommes, de la comédie humaine que nous nous apprêtions à jouer. Nous unissions nos vies en dents de scie. Pour le meilleur... Vraiment?

En tombant mollement, la neige s'accrochait aux visages et décoiffait les chevelures. Dans la chapelle de l'église des Saints-Martyrs, l'officiant était flanqué d'un enfant de chœur pâlot, aussi maigre qu'un manche de râteau. Je portais un tailleur beige orné d'un col de vison, et Marc, un affreux paletot flambant neuf acheté dans une boutique d'un Juif de l'ouest de la ville. Rose et Roméo, présents et cérémonieux, étaient visiblement au comble de la satisfaction: «Tout est bien qui finit bien», torsadait ma mère. «Un monsieur de la société d'État, c'est pas rien! Qui c'est qui aurait pu dire qu'a réussirait aussi ben!» Mon père, lui, cherchait le bon mot qui le mettrait en évidence: «C't'idée de se marier l'hiver! A fait jamais rien comme tout l'monde, elle!»

La cérémonie à proprement parler débuta enfin: «Nous sommes réunis ce matin pour célébrer les épousailles...» Puis vint rapidement le temps des échanges non remboursables: «Joseph Gérard Marc Thibault, voulez-vous...» Et le curé de reprendre aussitôt, comme s'il craignait un arrêt sur images de ma part: «Marie Dorina Monique Larouche, acceptez-vous de prendre pour époux...» Comment aurais-je pu me refuser à un tel mari secours?

S'ensuivirent les baisers, les accolades et les félicitations. Des félicitations? Comme ça, tout de suite, sans trop savoir de quoi aurait l'air notre prestation conjugale? Mais on tenait tellement à reconnaître ma réussite: avoir passé la bague au doigt à un si distingué monsieur. Non pour son charme, Marc était plutôt terne. Mais pour son titre ; alors là, pour titrer, il titrait, mon bien-aimé ! Nostalgie oblige, nous n'avons pu éviter les sanglots et les gorges serrées : ♪ *Plus je vieillis, plus je vous vois charmantes, que je voudrais avoir encore vingt ans…* ♪

Au cours de la réception, mousseux et rosés, châteaux et côtes, petits et grands crus unirent leurs effets pour égayer les invités. Après ce rituel obligé, Marc et moi nous engouffrâmes dans la vieille guimbarde d'un de ses amis journalistes. Nous montâmes ensuite à bord d'un train gris qui nous conduisit jusqu'à New York. Onze longues heures à voir défiler un paysage aussi inspirant que la mine patibulaire du chef de train : « *Welcome aboard, ladies and gentlemen…* »

New York nous accueillit froidement : huit degrés Celsius. Nous descendîmes dans un hôtel de troisième classe aux pierres grisâtres et aux boiseries écaillées. « Un nid à suicide », chuchotai-je en apercevant les vingt-trois étages. « Cesse donc d'exagérer, Monique ! » Marc, lui, trouvait que ce délabrement avait un certain cachet. Il se sentait rassuré à l'idée de retrouver le repaire qui avait été le sien lors d'un précédent séjour d'affaires pour le compte de Radio-Canada.

Pour monter à notre chambre située au 6e, nous empruntâmes un ascenseur vétuste et grillagé – véritable cage à gorille – qui tressauta tout au long de son ascension. Craintive et égarée, j'imaginai le pire, j'appréhendai la catastrophe imminente. Je nous voyais déjà suspendus dans le vide, à peine retenus par un câble plus ou moins défaillant, sur le point de se rompre d'une minute à l'autre.

Puis le garçon de service, en costume bleu clair à revers marine galonnés or, qui nous accompagnait depuis notre arrivée, nous ouvrit cérémonieusement la porte de la chambre. « Qu'est-ce qu'il lui prend ? Nous ne sommes tout de même pas des majestés ! » Il rangea rapidement nos vêtements – j'aurais pu le faire moi-même ! – dans une penderie poussiéreuse. Son sourire entendu, constamment accroché à ses lèvres, me fit rougir de honte ; nous étions mariés, tout de même ! Mais peut-être que ce coquin, narquoisement, s'interrogeait : « Mais comment ces deux-là vont-ils y arriver ? » Il tendit la main. Marc y déposa ce qu'il fallait. Révérencieux, il se retira.

Les murs étaient tapissés jaune moutarde à fleurettes. Côté cour, il y avait une étroite fenêtre à angle bordée de tentures épaisses en velours mat caca d'oie. Dans les coins de la chambre, des fauteuils rococo à cretonne rayée verticalement vert et bleu s'équilibraient de façon parfaitement symétrique avec, pour les séparer, une table basse recouverte de revues américaines vieillottes. Le lit *king size* trônait au milieu. « Tu ne trouves pas que ça fait lugubre, Marc ? » S'il avait pu se permettre d'être franc, il en aurait convenu, mais il préféra se faire rassurant : « C'est tout de même convenable. » Que faire d'autre ? Il était huit heures du soir et le voyage avait été exténuant. Pas question de se loger ailleurs, nous étions crevés.

J'éparpillai mon butin dans la commode à cinq tiroirs. Je sentis très bien que mes gestes commençaient à se faire lents, de plus en plus lourds même. Je me refusai cependant d'y voir autre chose que de la fatigue ou de la langueur. Sous la douche, Marc chantait d'une voix claironnante : ♪ *Parlez-moi d'amour, redites-moi des choses tendres…* ♪ Quand il en ressortit, fleurant bon le sapin, j'étais toute recroquevillée au fond d'une des deux chaises. « Oh ! Marc, excuse-moi. Je ne sais pas pourquoi je suis si nerveuse. Je ne comprends pas. Je t'aime, pourtant ! » J'étais à la fois indifférente et interdite dans la magnifique robe de nuit en tulle noir que j'étrennais. Marc joua l'amant résolu. Nous passâmes une partie de la nuit blottis l'un contre l'autre, nous caressant, nous câlinant. Nous nous assoupîmes enfin à l'aube. Moi, lasse ; lui, déçu.

Marc n'était pas une brute. Jamais il n'aurait forcé quiconque contre sa volonté. Encore moins sa femme, qu'il respectait plus que tout. Persuadé du pouvoir magique que son amour aurait sur moi, il était convaincu qu'il m'amadouerait en moins de deux. Mon bien-aimé avait l'assurance que nous finirions par nous épanouir. Il nous imaginait déjà l'été face au lac, par de très inspirants après-midi de juillet, sur le balcon d'un chalet loué, au son des cigales et des maringouins. Mais pourquoi donc fallait-il que, tout à coup, parce que dûment mariés devant Dieu et devant les hommes, il fallait nous livrer à des parties de pattes en l'air matin, midi et soir, sept jours sur sept?

Le lendemain, sur les gratte-ciel de New York et dans ses rues, tombaient de larges pans de belle neige blanche que les taxis, dans leur course folle, souillèrent en moins de deux. Dans le hall de l'hôtel, les grooms s'affairaient, transportant les valises des clients, sous l'œil féroce de leur bulldog de gérant. De crainte que je ne tombe, nous décidâmes de ne pas sortir par ce temps; j'éprouvais en effet une douleur persistante aux jambes. Nous nous installâmes plutôt au bar aménagé tout près de l'entrée principale pour contempler d'un regard faussement intéressé ce spectacle de fourmis besogneuses. Mais le cœur n'y était pas.

Ce qui fit que, la journée même, nous décidâmes de mettre abruptement fin à notre voyage de noces et de rentrer précipitamment à la maison. Écartelé entre son inépuisable compassion et sa grandeur d'âme, je soupçonne Marc d'avoir entendu son Bellefeuille de curé, persifleur, lui soufflant à l'oreille: «Hé, vieux frère, je te l'avais dit, cette fille-là…» Dans une sorte de colère malvenue contre lui-même ou contre moi, je devine qu'il se gourmanda sévèrement… et en secret, comme il se doit.

Enfoncée dans les bancs de faux cuir, je fis semblant de dormir tout le long du trajet de retour. Ce qui n'empêcha pas les questions – plus rapides que le train qui nous ramenait – de me rattraper : mais pourquoi donc avais-je épousé Marc ? Cherchais-je en secret à être punie ? Quels mystérieux motifs avaient bien pu nous conduire l'un vers l'autre ? Se pourrait-il que nous nous soyons mariés pour nos travers réciproques ? Lui, dominateur inhibé, et moi, dépendante affective, à la recherche d'un sain – d'un saint ? – équilibre.

On eût cru que la vertu m'avait adoptée. Les sentiments que Marc me portait avaient quelque chose de céleste, de sur-naturel. Son amour avait la pureté du diamant, la perfection des roses, la fidélité des anges. Il semblait que rien, jamais rien, ne pourrait l'abîmer. Mais que faire de cet amour, com-ment dire… divin ? Je me doutai dès lors que j'aurais à me résigner au plus époustouflant des compagnons de route. Bien que désormais unis pour la vie, nous nous retrouvions aux extrémités : lui devant et moi derrière.

Je me rendais crûment compte qu'il était d'un autre niveau et que je ne serais jamais à la hauteur de cet être de qualité. Et que, comble du bonheur – du malheur ? –, plus je me senti-rais inadéquate, plus fort il m'aimerait. Que plus je me ren-drais coupable des pires turpitudes, plus il me pardonnerait. Mais m'aimait-il ? Nous aimions-nous ? *To be or not to be* en amour, telle était la question.

Duo, mélo, solo

Après un voyage de noces sans lune ni miel, les obligations quotidiennes – celles de Marc, on s'entend – eurent tôt fait de nous rattraper. Dès l'aube, il avalait un café en quatrième vitesse, disparaissait dans la nature, embrassait son travail et ne vivait plus que pour lui du lundi au vendredi. Et tous de le féliciter, d'admirer ses qualités de travailleur acharné. « Dieu le Père », qu'on l'appelait dans la grande tour de la rue Dorchester ; curieux comme la crainte et l'admiration peuvent parfois engendrer des perceptions analogues…

Moins « obligée » que lui, je ne me complaisais pas dans une douce quiétude pour autant. Le sommeil me fuyait ; je dormais peu. Et quand j'y arrivais, je dormais mal : trois heures, quatre heures, cinq heures, le point du jour… Durant d'interminables après-midi, je demeurais allongée sur le lit – notre lit, son lit ? – à la recherche d'un quelconque apaisement. Ça turlupinait sans cesse dans ma tête : « Ah, la mort, qu'y a-t-il après la mort ? » Un véritable exercice cerveau réflexion : « D'où viens-je ? Qui suis-je ? Où vais-je ? » Et ça répondait parfois n'importe quoi : « Va où tu veux, mais décampe ; va voir ailleurs si tu n'y serais pas ! » Ça versait même quelquefois dans la prétention, la grandiloquence : « Ne vois-tu pas, chère conscience, que je n'ai pas de "moi", mais rien qu'un "surmoi" qui m'annihile… »

Heureusement, il y avait le téléviseur, cette invention moderne qui apportait un peu de présence dans mon silence quotidien. La télé, une évasion à bon compte pour femmes au foyer. Au programme : *Marius*, un vieux film adapté de la pièce de Pagnol. Le rêve à bon compte, l'espace de quelques heures. Verser une larme sur le sort de Fanny ne pouvant rivaliser de charme avec la mer…

Parfois, je me risquais à tricoter. Comme ça, pour rien, pour parer l'ennui, pour conjurer l'hiver. Mais mes doigts étaient si gourds qu'ils rataient des mailles. L'intérêt n'y était tout simplement pas. Je n'étais pas plus une femme Phentex qu'une femme casseroles ! Et pendant ce temps, à la radio, Pauline chantait Vigneault : ♪ *L'homme est parti pour travailler / La femme est seule, seule, seule / L'homme est parti pour travailler / La femme est seule à s'ennuyer…* ♪

À défaut de pouvoir faire dans la bonneterie, je me rabattais sur les billets que je devais produire pour le journal local. Un mercredi, en page 8 : *L'homme se meurt à force d'être grave. Pourquoi se demander interminablement où est Dieu, où se perd l'horizon, comment un cœur s'arrête de battre, ce qu'il y a au-delà de la mort, toutes questions très nobles et parfaitement légitimes, mais qui vieillissent inutilement son homme ? À quoi bon ? Ce jeu-là de questions sans réponses est sans intérêt. Répondez n'importe quoi et passez à autre chose !*

Tous les midis cependant, Marc venait manger à la maison. « Pour moi, c'est sacré. Même si c'est juste une heure. Ça marque une pause dans mes trop longues journées. Et puis, nous avons toujours tant à nous dire, n'est-ce pas ? » *You bet* qu'on avait des choses à se dire. En arrivant, il agrippait une banane qu'il avalait en moins de deux et il allait s'étendre sur le canapé, le temps d'un profond roupillon. « Tu vois, encore aujourd'hui, j'ai refusé d'aller luncher au restaurant avec des collègues. Comme toujours, je préférais venir te voir. » Ô mon protecteur, ô ma reconnaissance !

Au lieu de m'esbroufer comme le faisaient d'aucuns, j'écrivais : des feuilletons, des pièces de théâtre et des nouvelles idylliques remplies de princes charmants et de chastes baisers. Des historiettes d'une vie sans problèmes, sans conflits, sans épreuves. Et je trouvais preneur à mes rêves et à mes illusions : *La Petite Revue*, *Le Bulletin des agriculteurs*, *La Revue populaire*, *Châtelaine*, *La Revue moderne*. Je voguais sur les mots, sur des flots de mots. Je dansais sur la musique qu'ils faisaient lorsqu'on les mettait au diapason.

Tapies sur le sofa du salon ou penchées sur ma machine à écrire, mes épaisses tentures fermées, mon espérance et moi attendions notre heure. Chercher la sortie de secours, voilà ce qui faisait de nous des complices. Car il devait bien y avoir une sortie de secours…

Tensions conjuguées

Mais ces épanchements littéraires ne faisaient que creuser mon appétence affective. Un beau jour, Marc me retrouva couchée en chien de fusil, en travers du lit, dans «sa» chambre. En l'apercevant dans le brouillard de mes larmes, je me levai vivement, renifleuse, et me jetai dans ses bras: «Marc, Marc, dis-moi qu'envers et contre tout nous ne nous quitterons jamais; que nous nous aimons plus qu'il n'y paraît!» Je l'embrassai fougueusement, goulûment, hoquetant, l'implorant à genoux: «M'aimes-tu, Marc? Dis-moi, car j'ai tellement besoin de savoir!» Confondu, il obtempéra, me déclara une fois de plus son amour: «Et comment si je t'aime! Comment peux-tu en douter?»

Mais sa bienveillance et sa générosité n'arrivaient pas à combler mon cœur insatiable. Il pouvait me dire cent fois «Je t'aime», mais s'il ratait de me le dire une cent unième fois, s'il ne le répétait pas avec force une cent deuxième fois, j'étais dévastée; il ne m'aimait plus! «Chère idiote!» m'embrassait-il alors.

Ah! Ce regard qu'il avait sur moi; comme il me déroutait. C'est comme s'il me forçait à exister, comme s'il me tendait un miroir en me disant: «Regarde, c'est toi, là, dans la glace!» Et qu'il ajoutait: «Et je t'aime!» Je hurlais: «Qui ça, moi?» C'est qu'il y avait toujours en moi cette éprouvante peur, comme si quelque part, dans le tréfonds de moi, très loin – où ça? – je n'arrivais toujours pas à trouver qui j'étais parce que c'était trop plein de chagrins et de révolte là-dedans. «Si tu m'aimes tant, pensai-je parfois, pourquoi ne me détestes-tu pas un peu, secrètement, manifestement?» Mais, rien à faire, il n'arriverait jamais à me haïr un peu, beaucoup, passionnément…

Une fois la tempête passée, Marc regagnait le salon où il lisait: des journaux, des magazines, des romans, des biographies, des histoires naturelles, des circulaires commerciales, des feuilles de chou… Marc lisait, lisait, comme on se noie. La tête qu'il avait lorsqu'il plongeait dans ses pages. On aurait dit son père : les épaules rentrées, la silhouette ramassée, la physionomie sévère. Mais aussi sa mère : pour les yeux, le sourire. Tant d'histoires sur un seul visage. J'aurais bien aimé qu'il vienne lire près de moi. Mais il disait que la lumière du salon était meilleure que celle de « ma » chambre.

Il lui arrivait aussi, comble de malheur, de critiquer mes textes : « Je ne sais pas ce qui t'arrive, ma fille, mais tu ne soignes plus ton écriture ! » Je bondissais : « Quoi ? Je te demande bien pardon ! » J'explosais littéralement : « Primo, je ne suis pas ta fille ! Deuxio, toi qui n'arrives pas à écrire trois lignes d'affilée sans fourrer partout des qui, des que, des quoi ; toi qui ne saurais pondre le plus petit texte sans consacrer trois longues heures de réflexion ennuyeuse à la composition d'un minable brouillon, tu oses… » L'empoignade que nous avions ! « Mais moi, ma chère, me répondait-il avec imprudence, je n'écris pas, comme toi, du n'importe quoi, tu sauras ! Ce ne sont plus des éphémérides que tu rédiges, ô ma soi-disant ex-reine de la litote, mais des sornettes ! » La suite, ça ne se raconte pas. J'étais sûre que, cette fois, nous étions arrivés à nous détester !

Dans ces moments-là, instantanément alarmée, je me figeais : « Mon Dieu, il ne faut pas que je l'exaspère. » S'il avait fallu qu'il s'indispose, lui qui ne cessait de carburer à tout venant : lave l'auto, descend les vidanges, répare mon aspirateur, court chercher ses journaux, arrête chez l'épicier, traverse à la pharmacie, s'amuse un moment avec le chien des voisins, prépare le souper, me dépose dans la baignoire… Marc, le mari multitâches, le conjoint multifonctions. Alors, telle une huître, je rentrais dans ma coquille où il faisait si sombre, si triste… Ah! si j'avais pu pleurer! Mais non, peine perdue, c'était désespérément sec en dedans!

J'arrivais tout de même à me secouer vigoureusement et à me moquer de moi-même: «Quelle mater dolorosa tu fais, Monique Larouche. Allez, sois donc plus positive! Y a pire que toi.» J'ouvrais alors les yeux sur d'autres réalités qui m'entouraient. Et j'apercevais des riches, des pauvres, des rois, des valets, des très sains et des toujours malades. «La vie n'est pas tellement heureuse, que je me disais, plutôt inégale, parfois généreuse, mais si souvent impitoyable». Puis un jour, en me préparant une infusion à la camomille, je décidai que le temps était venu de secouer ma torpeur et de m'ouvrir un peu plus aux autres. Rien que d'y penser, ma cuisine prit des allures de gaîté…

Apprentie volontaire

Je me fis donc bénévole. À l'hospice Saint-Georges: «Ça y est, j'ai trouvé!» Rue Labelle: «Marc, tu pourras me déposer en te rendant au travail.» On a les divertissements qu'on peut: les centres commerciaux pour les valides, les centres hospitaliers pour les invalides. «Quel bonheur ce sera pour ces malades. Je les distrairai; ils me procureront le sentiment d'être utile. Ce sera donnant, donnant; un arrangement en or solide!»

Je me suis d'abord présentée à la directrice des bénévoles, sœur Marie-de-la-Visitation: des yeux noisette, fouineurs, malicieux, sur intérieur inquisiteur. Le genre qui scrute les reins et les cœurs. De celle qui sait de quelle façon le Seigneur règle ses comptes avec ses créatures: une place de choix, parmi ses anges et ses chérubins, à ceux et celles qui se dévouent, sans calculer, pour les miséreux de la terre. Dans ces conditions, la révérende est sûrement bien nantie pour l'au-delà ! N'a-t-elle pas déjà toute l'assurance des possessions éternelles ?

Pourtant, en m'apercevant, la si bonne sœur ne put s'empêcher de réprimer un certain malaise, chargée qu'elle était par le Très-Haut de supputer les mérites de ses bénévoles. « Vous n'êtes pas sans savoir, madame Thibault, que le bénévolat, ce n'est pas un divertissement pour épouse gâtée. » Puis, un rien insolente, elle se pencha : « Femme d'un directeur de l'information, sans enfant ; je soupçonne que vous devez trouver le temps long. Est-ce que je me trompe ? » Et moi d'enchaîner, malhabilement : « Vous avez bien raison, ma révérende, je m'ennuie terriblement dans ma grande maison à me morfondre jour après jour ! »

Juste ce qu'il ne fallait pas dire et qui me valut un sévère rappel à la vertu : « Madame Thibault, je me dois de vous le signaler très franchement : le vrai bénévolat est d'abord et avant tout dévouement, don de soi. Nous n'aurions que faire de celles qui ne viendraient ici que pour se distraire. » Pan dans l'œil ; qu'il soit fait selon sa parole ! Il fallait me raviser si j'espérais thésauriser, en mérites infinis, auprès du Seigneur tout-puissant. À vrai dire, j'étais un peu décontenancée et même un peu vexée. Mais je sus cependant me reprendre avec à-propos : « Ah ! Mais j'ai surtout songé, mère, que je pourrais venir en aide à plus démunis que moi. » La belle pensée que voilà ! Qui me valut la très honorable accolade de sœur Marie-de-la-Visitation : « Vous savez, madame Thibault, qu'il y a toujours plus de joie à donner qu'à recevoir, c'est notre Seigneur lui-même qui nous l'a dit. »

Et il m'a été donné, dès cette première journée, de confronter cette évidence toute divine à la réalité de trois malades pratiquement laissés-pour-compte. Madame Franchu, au 330, hémiplégique : « Le petit Jésus doit m'avoir oubliée ! » ; monsieur Dupignon, au 122, arthrite inflammatoire : « La soupe, pas mangeable ! » ; et madame Zouk, au 819, aux volumineux yeux de goitreuse qui, à tous mes propos, ne pouvait que répondre : « Fa, fa, fa, fa, fa... »

— Comment allez-vous ?

— Fa, fa, fa, fa...

— Y a longtemps que vous êtes ici ?

— Fa, fa, fa...

Une aphasique jargonnante, au dire de l'infirmière. Au bout de quelques semaines, je m'étais recruté une clientèle de choix à laquelle je devins vite très fidèle. Que de choses à raconter à Marc au retour à la maison.

Mais bientôt, je n'eus plus la force de ces visites régulières dans ce monde clos, empuanti par les mictions fraîches et les déjections récentes. Mes jambes ne tenaient plus. Un soir au souper, entre la poire et le fromage, je flanchai : « Marc, je suis vidée. Le bénévolat pour moi, c'est fini. » Avais-je trop donné ? Ou trop reçu ? Peut-être sœur Marie-de-la-Visitation aurait-elle pu dresser un bilan de mon bénévolat ? Entre deux bouffées de pipe, Marc n'osa se désoler : « Zut, tes jambes ! » Compatit affectueusement : « Chère cocotte ! » Ne se plaignait pas, comme toujours : « Quelle semaine de fou ! » D'autres que lui...

« C'est pourtant bien simple, elle est malade ! Qu'ils aillent consulter ! » Ah ! Ces parents et ces amis qui savaient si bien ce qu'il fallait faire ! Ces « autres » qui savent toujours. À notre place, belle lurette qu'ils l'auraient fait ! Mais Marc maintenait, inébranlable, sa petite idée sur mes lourdeurs épisodiques : rescapée par son amour, j'irais au bout de mon atonie affective... puis je me ressaisirais.

Déglingue ankylosante

Mais je ne cessais toujours pas d'être en proie à d'épouvantables maux de tête. À croire que j'étais de plus en plus terrassée par les multiples visages de ma culpabilité imprimée : les migraines volcaniques, la fatigue extrême, les sphincters relâchés… Sans compter que je perdais progressivement l'usage de mes jambes. Qu'elles étaient lourdes, mes jambes : « Mais bougez donc, sales mules ! » Qu'est-ce qu'elles pouvaient bien avoir ? La montée des escaliers avait pris des allures d'escalade. Je devais m'aider de la rampe fragile, m'agripper à elle pour, péniblement, m'arracher aux marches.

Je pensai alors : « Tiens, la résistance s'organise. Réveillez-vous ! Mais réveillez-vous donc, bande de flemmardes ! » L'incohérence de leur mouvement était éloquent : « Peur, peur, nous sommes paralysées par la peur. Ne vois-tu pas que des sentiments récurrents de rejet, de solitude et de colère nous ont coupé… les jambes ! » Des bâtons de cannelle qu'elles étaient devenues.

Les chutes se répétaient. Une fois, je m'allongeai de tout mon long – houp ! – le calorifère à deux pouces de ma tête. Une autre fois – houp ! – je manquai de m'assommer sur un pas de porte en pierre. Mais qu'avais-je donc à toujours tomber, à tout échapper, à être si faible ? J'en étais de plus en plus réduite à me morfondre à la maison. Je prenais, dans les corridors, les trajectoires les plus serrées. Par précaution.

Et voilà qu'après mes jambes, mes mains se mirent à s'engourdir. L'inquiétude commença alors à me ronger. M'en sortirais-je un jour ? Couper les viandes, par exemple, lors du repas, devint une tâche au-dessus de mes forces. Marc me préparait des « bouchées ». Un nourrisson que j'étais devenue…

Mon preux chevalier se mit à douter que seul son amour aurait raison de toutes mes paralysies.

« Monique, il faudrait que tu ailles consulter. » Il pensait qu'il suffisait que je me vide de toutes les bibittes de mon passé pour retrouver mon équilibre. Depuis notre première rencontre, il en était convaincu. « Ce sera long ! » pensait-il. Très long, beaucoup plus long qu'il ne le croyait : « Mais nous y arriverons, Monique, tous les deux ensemble ! » Je m'empressai de le rassurer : « Mais de médecin pour mon âme, Marc, il n'y a que toi ! » Interloqué, déstabilisé, il ne sut que répondre.

Divan délateur

On accédait à la maison du docteur Castropoulos par une venelle qui s'arrêtait au pied d'un escalier de huit marches. Combien de destins sinistrés s'y étaient présentés avant moi ? Je grimpai difficilement en m'agrippant à la rampe en fer forgé : « Mes maudits fumerons ! » J'atteignis le palier, poussai la porte qui était déverrouillée et entrai dans le Saint des Saints. L'éminent psy m'attendait patiemment, mains ouvertes, le sourire large et élégant. Le docteur Castropoulos était plutôt modeste et réservé. Ce qui est rare, l'humilité n'étant pas la vertu principale de ces rabouteurs de l'inconscient. Peut-être s'était-il déjà fait à l'idée qu'il n'arriverait jamais à rendre mes jambes… semblables à celles des autres !

J'avoue que je n'étais pas une patiente facile. Quel défi je représentais ! Je ne me contentais pas de causer beaucoup ; je jacassais, je pérorais, je discutais, je ratiocinais, je ripostais, je réfutais… J'abordais les sujets les plus graves : la naissance, la mort, l'amour, la sexualité, l'univers, les galaxies, Dieu, l'éternité… J'entretenais le doc Castro des heures durant de mon infirmité congénitale, de la fusion mère-enfant qui ne s'était pas opérée – « Ma mère ne m'embrassa jamais, vous savez, docteur ! » – et de bien d'autres choses. J'estimais qu'il était de l'intérêt premier de la science que l'on s'étendisse longuement et attentivement sur le « très très » particulier et « très très » intéressant « cas » que je représentais.

Mais jamais, au grand jamais, je ne me serais permis pour autant de passer aux aveux compromettants : « Marc, mon mari, m'ennuie ; il m'excède, si vous saviez ! » Si j'avais dit une telle chose, cela aurait amené le docte psy à vouloir creuser un tunnel dans la forteresse inexpugnable – toujours souriante, toujours charmante, toujours drapée de dignité – que j'étais devenue. Mais non moins emmurée d'honorabilité, non moins noyée dans les eaux tumultueuses de mon désolant labyrinthe interne constitué d'ennuyeux devoirs et obligations de toutes sortes. Je n'ai pas osé, car, advenant le cas, il aurait pu insister : « Parlez-moi de votre enfance la plus lointaine ; car tout se joue dès la naissance, vous savez. Parlez-moi de vos parents, de votre père… et de votre mère surtout ! Et qui sait si votre mari ne s'embête pas tout autant que vous ? »

À la fin de chaque session de cette démarche d'introspection nombriliste, le docteur Castropoulos se levait, interrompait abruptement et arbitrairement la « très enrichissante » et la « très passionnante » conversation que je lui tenais, consultait sa montre et disait calmement, presque suavement : « À la semaine prochaine, madame Thibault ! » Je quittais sans jamais me départir d'une exquise politesse, d'une amabilité de commande, même si j'avais parfois envie de vouer à la damnation ce béotien, ce soi-disant spécialiste qui osait intervenir alors que j'étais sur le point d'atteindre l'orgasme verbal !

Les jours, les semaines, les mois, les années que j'ai perdus chez ce psy de mes deux. Chaque lundi, mardi, jeudi et vendredi que le bon Dieu amenait. Il avait beau être calme, doux et compréhensif, il ne valait pas tripette. Élégant d'apparence, mais ô combien navrant pour ses crédules patients et patientes qui croyaient que, grâce à ce génie des âmes, ils se sortiraient de cet incomparable merdier qu'étaient devenues leurs vies. Je finis, après trop de temps, par prendre congé de ce fumiste.

Je revins à la maison, mon vide sous le bras, mais étonnamment soulagée. Gaie comme un pinson, je pris ma douche en chantant : ♪ *Mon cœur est un violon / Sur lequel ton archer joue / Et qui vibre tout du long…* ♪ Je me poudrai tout le corps et me parfumai à l'eau de toilette. J'enfilai mon peignoir de bain en ratine blanche par-dessus ma nudité décontractée. Et décidai de surprendre Marc. Pour la première fois de notre jeune vie de couple, nous nous sommes possédés cette nuit-là ; passionnément.

Débarquement allié

À trente-trois ans, je me retrouvai enceinte. Miracle de la chair, métamorphose complète. Pendant neuf mois, congé d'anxiété. Que du bonheur concentré. Un suprême sentiment de puissance et de plénitude. Désormais, je n'étais plus seule. Je mangeais avec et pour celle qui m'habitait. « Te souviens-tu, Sophie, de ce temps où tu vivais en moi dans une absolue quiétude ? »

Je me suis rabattue sur le génie de tous les docteurs Spock et Dolto de ce monde pour apprivoiser le mode d'emploi de ce cadeau *in ventro*. L'étonnant sentiment maternel fit le reste. Je te fis mienne dès les premières divisions de la cellule. Je t'ai dit, répété et susurré – souventes et maintes fois –, au travers du filtre de mon ventre, que je t'aimais. J'étais soudainement en vie, doublement en vie. Mais quelle aventure ! Étions-nous prêts, ton paternel et moi ?

Les douleurs commencèrent dans la nuit du vendredi. Je réveillai le géniteur : « Marc, je crois que ça y est, j'ai comme une poignée qu'on resserre à la base du dos ! » C'est lui qui m'habilla. Nous partîmes en auto. À l'hôpital, il m'installa dans un fauteuil roulant. L'ascenseur nous mena à l'étage supérieur. Déshabille, couche, dans une petite chambre dite « de travail ». Température, pression, examen gênant : « Vous n'êtes pas prête ! » J'avais pourtant si mal. « Ce sont de fausses douleurs, rhabillez-vous ! »

Nous sommes retournés à la maison, rue Bloomfield. J'éprouvais un pénible sentiment d'étrangeté – n'étais-je pas qu'une enfant qui accouchait ? – mêlé à une intense curiosité, à une immense tendresse. Et toujours, la poignée qu'on forçait davantage. Je n'ai pu me rendormir. M'en plaignis de nouveau à Marc : « Merde, fausses douleurs tant qu'on voudra, n'empêche que ça fait mal ! » Alors lui, ferme, catégorique, déterminé, décida : « Allez, relève-toi et rhabille, on retourne à l'hôpital ! » Quelle heure était-il ? Je ne me souviens plus, tout enroulée que j'étais autour de cette tâche singulière qui était la mienne : délivrer prestement et proprement celle qui m'habitait. Réexamen : « Vous n'êtes toujours qu'à dix sous ; faites-vous à l'idée, ce sera long ! » On me donna un laxatif. Marc, où était passé Marc ?

Je souillai mon drap blanc ; humiliation ! Une femme se présenta : « Je suis garde Choquette, je vais vous assister ! Ses eaux sont-elles crevées ? » Quelqu'un, quelque part, fit non du regard. « Eh bien, qu'on les lui crève ! » Une infirmière fit ce que doit. Le liquide s'écoula doucement entre mes cuisses en même temps que s'intensifia l'impression d'étrangeté. Je n'émis aucun son. Cette manie que j'avais de me soustraire à la réalité. Le gynécologue apparut dans le cadre de la porte : « Ça progresse ? » Garde Choquette : « Toujours qu'à dix sous ! » Mais où était donc Marc ?

Au bout de quelques heures, on m'injecta un agent stimulateur de contractions utérines. Le chantier se mit aussitôt en branle : vivement la civière, le bloc opératoire, les étriers. Et garde Choquette, toujours au contrôle des commandes : « Inspirez ; haletez ; bloquez ! Respirez normalement… » Et moi, obéissante comme il ne s'en fait plus : j'inspirais, je haletais, je bloquais et… je respirais normalement. Quand ton crâne émergea, Sophie, j'atteins un sommet de souffrance physique. « Et toi, dont la tête était si sauvagement comprimée, comment te sentais-tu ? » Puis soudain, la poussée ultime : dehors toute ! « Bravo, c'est une fille ! » s'exclama garde Choquette. « Comment as-tu ressenti cette brutale éjection, Sophie ? » Soixante heures de pugilat pour me détacher de toi. Mais en vérité, qui retenait qui ?

On nous déménagea presque aussitôt dans une chambre qui se donnait des allures de suite royale. Marc, maintenant sorti de l'envers du décor, avait décidé de faire les choses en grand. Nous y avons vécu en parfaite intimité pendant une semaine. Tu n'allais pas à la pouponnière. Du moins, pas le jour. Je te gardais jalousement près de moi et te parlais : « Mon amour ! » Je n'attendais rien en retour. Même si je savais qu'un jour j'aurais à mettre un espace entre moi et ta liberté, cette distance nécessaire pour que tu puisses grandir en force, en maturité et en indépendance.

Béatitude maternelle

Oh! merveilleuse Sophie: tes magnifiques yeux bleus, ta belle frimousse, ton air coquin... Mère aimante et dorloteuse, j'étais gaga de toi. Posée sur mon ventre chaud dès la rupture ombilicale consommée, rassérénée, tu suçais ton pouce avec délectation. Après quelques semaines à peine, tu faisais tes nuits, ne rechignais jamais. Je m'affairais à bâtir ta confiance fondamentale en la vie et la symbiose grisante qui nous unissait donnait des résultats probants. Tu appris tout très vite, dans la joie et l'allégresse: parler, marcher, courir, lacer tes souliers, défaire le rouleau de papier hygiénique et l'engouffrer dans la cuvette. Je te sentais déjà bien armée pour affronter l'existence.

«Mais as-tu senti, Sophinette, le spleen qui m'affligeait? Mon épuisement perpétuel? Mes déséquilibres constants?» Un après-midi d'automne, les feuilles tombaient et je t'en fis faire autant. T'avais juchée au bout de mes bras: «Guili-guili, ma belle poupoune... Eh que ta mère t'aiiime...» Perdis pied et te propulsai, à vitesse grand V, vers la plinthe électrique, où tu allas choir magistralement – véritable Sophie-rase-mottes – en offrant ton sourcil gauche en guise de train d'atterrissage. *Ayoye!* Entre deux larmes et une rigole de sang, j'implorai: «Mon Dieu, mon Dieu...» Puis l'épouvante, l'horreur, l'émoi: «Ma fille, ma fille...» Me relevai, te relevai, saisis le combiné en tremblant et composai le numéro de l'urgence matrimoniale: «Oh, Marc, Marc... qu'est-ce que j'ai fait?»

«Ouais, ça ne s'arrange pas, ton affaire. Heureusement que nous sommes là l'un pour l'autre.» Marc, l'impassible Marc – mon contrôleur aérien – refusait de se laisser abattre. Mais il était devenu évident que le partenariat sauveur éprouvé/victime éprouvante n'était pas la solution. Que son amour bienfaiteur n'allait pas tout guérir. Arrivèrent alors les nounous : jeunettes éplorées et mères célibataires à qui nous allions fournir abri et boulot. Avec elles, pas d'apitoiement inutile, pas de pitié humiliante, pas de paroles onctueuses, pas de servilité agaçante : « Allez les seins, que je vous frotte, que je vous sépare. Venez, princesse, que je vous rince le cadavre. Et que ça saute ! » Leur insolence n'avait souvent d'égal que leur indigence...

Pendant qu'elle me maquillait, Lilas l'Haïtienne, amusée, me parlait des excroissances viriles de ses patients. Le sexe, chez ces gens-là, est si simple. Il s'harmonise au rythme, à la danse, à la musique, à la joie, à la tristesse, au soleil après la pluie. À la vie, quoi ! Je l'aimais bien, cette grande fille, cette envoyée de Dieu, lequel l'aurait un jour, d'un index divin, désignée volontaire : « Lilas Joseph, allez en paix de par ce vaste monde secourir cette pauvre madame Thibault, par Lucifer tellement éprouvée. Et vous serez, par ma grâce et celle de son imagination débridée, ses jambes, son soleil et sa complice. Allez, disparaissez ; vous en rendrez compte à saint Pierre au jour dernier. Amen ! »

Et il y eut Pascale qui, elle, était enceinte d'un bel Italien, vendeur de commerce dans la quarantaine, marié, deux enfants. « Je ne me souviens même plus de son visage ! » Elle riait, légère, cette Carmen, cette nouvelle gardienne à chevelure d'ébène. Le supposé amour. Le frisson d'un jour ! « Moi, aussitôt qu'un homme me plaît, je finis dans son lit. C'est comme ça quand je suis amoureuse ! » Ah, l'*amore*...

Puis il en vint une autre avec de prétendus dons de voyance. Marie-Rose-les-boules, toute de cuir blanc vêtue, cheveux oxygénés blond vénitien, des yeux qui papillotaient, de longues jambes qu'elle savait être belles, des souliers roses à talons très hauts. Assise, narines dilatées, elle insufflait son énergie, frottait l'un contre l'autre pouce et index, et me disait, inspirée : « Je vois. » Hé ! Forcément, une voyante !

Sa mise en scène était parfaitement au point : « Vous avez une grosse boule d'angoisse dans votre plexus solaire ! » Faux. J'avais une grosse boule de colère : nuance ! Surprise de ma réaction, elle me jeta un regard dubitatif, remballa sa curiosité, referma ses yeux. Ça ne marchait pas, avec moi, son cirque. Entêtée, désireuse de se reprendre, elle décida d'en remettre : « Vous devriez écrire. » La farce ! Je signais une chronique dans les journaux à tous les jours. Puis, elle se retourna vers Marc : « À votre tour, mon p'tit monsieur ! » Catastrophe, la chose à ne jamais dire ! J'ai vu Marc bondir, reculer, se figer, sa dignité outragée. Quelle ignorante ! Marc disait : « neurologie » ; elle demandait : « Qu'est-ce que c'est ? » Elle eut tôt fait de recevoir son congé ; Marc s'est occupé d'y « voir »…

Pendant tout ce temps, Sophie, tu gagnais en centimètres et en beauté, parlais couramment, étonnais le postier, le laitier, le vendeur de brosses. Je notais tous tes bons mots. Je t'emmenais à la chapelle des Clercs de Saint-Viateur, en face, tout près du parc du même nom. On y entrait en silence. Tu t'arrêtais devant la statue de la Vierge, l'index devant la bouche : « Chut, maman, la madame, elle dort… » Puis, tu te précipitais vers les lampions, voulais les allumer tous : un pour *papidou*, un pour tante Gaby, un dernier pour ta maman chambranlante.

Prise par mes vertiges, il m'arrivait parfois de démissionner de mon boulot de mère. Huguette, dernière nounou en date, t'amenait alors t'amuser au parc, peignait tes longs cheveux, curait tes petits ongles roses pendant que j'écrivais – tac, tac, tac – pour calmer mon trac et partager avec mes lecteurs anonymes mes misères et mon ennui.

— À qui tu écris, maman ?

— Au père Noël, pour lui demander une nouvelle maman pour toi.

— Mais je t'aime, même si tu es vieille !

Le genre de perle que je ne manquais pas de noter au dictionnaire du bonheur.

Je voguais ainsi sur les mots – les tiens, les miens – faute d'affronter le monde et son regard curieux. Fin mars, dans le rayon des chaussures de chez Eaton, je me retrouvai les quatre fers en l'air – bing, bang – dans la rangée des 7-8-9 en solde. On a mis tout ça sur le dos d'un second miracle de la chair : un nouveau poupon s'annonçait depuis peu. Allais-je être à la hauteur ? Double tâche, double angoisse.

Devant l'ampleur du défi, je me réfugiai dans l'antichambre d'aisance et je pleurnichai en ouvrant grand les robinets pour dissimuler mon désespoir. « Maman, sors… envie pipi ! » J'enfilai alors mon sourire – « Minute moumoute ! » –, m'asséchai les joues, effaçai les traces et ravalai mes frayeurs. Retrouvai du coup mon masque de mère héroïque. Surgirent alors les mots de circonstance, les mots-parade, les mots-par-ici-la-sortie : « Pleuré, moi ? » Ne pas voir l'essentiel, ne pas cerner le faux pas, faire comme ci, faire comme ça.

Nous étions partis à deux – c'était en octobre –, nous sommes revenus à trois de l'hôpital. Avec Luc, notre nouveau trésor.

— C'est qui, lui ?

— Mais ton nouveau petit frère, ma chérie !

— Ah… c'est ben laid, un bébé !

La semaine suivante, devant *Bobino*, au moment où je m'étirais le sein, tu me donnas l'ordre de le retourner d'où il venait. Royalement contrariée, la première-née ! Pauvre fils, son impératrice de sœur allait lui en faire baver. Ne semblait nullement disposée à céder son rang au dernier venu…

Faut dire que c'était beaucoup de boulot pour une mère éternellement épuisée, inquiète et morose. Pour mes jambes de laine qui grimpaient – ho! hisse! – l'escalier. Qui glissaient – wooh! – sur le tapis. Qui manquaient – oups! – une marche. Pour mon talon, qu'un spasme soudain vint secouer – poc, poc, poc – un mois plus tard, sur le plancher de céramique de la salle de bain.

Marc dut prendre le relais, la nuit, auprès de son fils qui réclamait un peu d'attention maternelle. Marc qui se fichait gentiment de ma gueule. Marc, comme un entraîneur olympique, qui me poussait dans mes derniers retranchements, refusant de me plaindre, entonnant le chant de ralliement: «Qui est là? Les joyeux troubadours! Mais entrez, voyons…» Je ravalais mon inquiétude: «Toi, mon drôle…» Et il chantait, avec un je-ne-sais-quoi dans la voix: ♪ *Ne jamais croire, toutes ces histoires / C'est comme ça qu'on est heureux / Aimer la vie et ses folies…* ♪

Un printemps succédait à un hiver et les jours se suivaient en se ressemblant plus ou moins. L'été venu, Marc loua une maison aux abords de l'océan. Jamais mer ne fut aussi étincelante que cet été-là. Je ne me lassais pas de la contempler, de l'admirer, cette mer si changeante, toujours renouvelée. De mon poste d'observation, sur la grève, sur le dos, sur le ventre, les éclats sonores de Marc et les rires aigus de Sophie parvenaient jusqu'à moi. Au large, loin derrière les plus hautes vagues, le soleil brillait pour les bien-portants.

Mais hélas, la mer, moi, elle me terrifiait. Elle était trop grande – une telle immensité – pour moi, si petite. Du moins était-ce ainsi que je la ressentais. Une telle agitation, un tel brassage! Belle, assurément, mais écumante, violente, rageuse… comme ma mère! Pourquoi me rappelait-elle Rose? Peut-être parce qu'elle me terrorisait, m'étourdissait, me déséquilibrait, moi qui ne pesais guère plus que le pollen!

« Tu viens ? » disait Marc, tentant de m'attirer dans les vagues. Je ne lui disais pas que j'avais peur, que j'avais mal aux jambes. Je faisais : « Bof, tu sais, moi je préfère m'asseoir à l'ombre et regarder cette plage de sable blond à l'infini. Mais dis-moi, où donc s'arrête-t-elle, la mer, Marc ? »

Cela dit, les escapades en famille n'étaient pas toutes empreintes de la même désinvolture. C'est ainsi qu'un dimanche, m'étant habillée de blanc – pantalon, chemisier, bas, sandales – il m'arriva « un malheur » ! Par un bel après-midi ensoleillé, alors que nous roulions dans notre nouvelle auto vert pomme, je sommai soudainement mon chauffeur de mari de s'arrêter au plus sacrant en me tenant le ventre à pleines mains : « Trouve vite une station-service, Marc, je vais faire… » Je n'ai même pas eu le temps de terminer ma phrase. Lassée, humiliée, dépitée, j'avais souillé – en gros ! – mon pantalon et la banquette de la voiture.

Marc freina sur les chapeaux de roues, ouvrit vivement la portière, s'empara gaillardement de mon cadavre – un vrai Superman ! –, courut plus qu'il ne marcha. Survolté, il s'empressa de frotter à l'eau froide les évidences. Et moi, confuse, mille fois honteuse : « Regarde dans mon sac à main, j'ai un vaporisateur de parfum ! » Ah, mourir, j'aurais préféré mourir. « Rien que pour ça ! » ironisait-il. « Vouloir mourir pour si peu ! » Décidément…

Nous dûmes mettre abruptement fin à notre promenade et rebrousser chemin. « Ça n'a plus d'allure, Marc, je me déglingue constamment ! » Et lui, désinvolte, sifflotant, me fit cette aimable suggestion : « Une autre fois, ma chère Monique, tu mettras ton pantalon brun ; de cette façon, en cas d'accident, ça ne paraîtra pas ! » Nous revînmes par le boulevard Métropolitain. Je détestais le boulevard Métropolitain. Trop de camions ; trop de vitesse. Me jetai, en arrivant, sur ma machine à écrire. Recouvrai ma dignité en m'allongeant sur quelques pages…

Névrose en plaques

La sclérose en plaques est une maladie qui s'attaque à la myéline, c'est-à-dire à la gaine protectrice des fibres du système nerveux central (cerveau et moelle épinière), entraînant l'inflammation et souvent la détérioration, par plaques, de cette substance. On n'en connaît pas la cause, elle n'est pas héréditaire ou contagieuse, et la médecine n'a encore pas trouvé de traitement efficace pour prévenir son apparition ou contrer sa progression. Elle se présente sous différentes formes, allant de la plus foudroyante à la plus lentement progressive.

Mais je ne pouvais me contenter de m'affubler de larges lunettes roses en faisant semblant de ne rien voir. La réalité me rattrapait. Jusque-là, j'avais évité les médecins. Pour moi, c'étaient tous des pareils, qui ne comprenaient pas grand-chose à l'âme humaine. Ils ne soignaient que des corps anonymes. Mais le corps, s'il va tout de travers, ne risque-t-il pas de bousiller tout le reste ? J'étais confrontée à des évidences que je ne pouvais plus contourner…

Lors d'un récent congrès, Marc avait entendu un spécialiste – un éminent neurologue, des plus réputés – livrer une communication très savante sur les maladies de la moelle épinière. Il avait pris la peine de le rencontrer après sa conférence et lui avait fait part de ma paralysie grandissante, de ma fatigue récurrente et de ma vue qui se troublait. « Tu n'as rien à perdre à le rencontrer, Monique, ce docteur Beaulieu est un médecin de renommée internationale ! » Ce soir-là, je m'endormis avec, dans la tête, un mot long comme le bras, un mot un peu effrayant, interminable, que Marc répéta péniblement en détachant chaque lettre : m-y-é-l-o-s-c-o-p-i-e…

Du haut de ses six pieds, drapé de vert, encadré de trois internes et de deux infirmières, le réputé savant m'accueillit en son sanctuaire. Je contemplai, ébahie, ces êtres d'une autre planète qui s'approchèrent, s'emparèrent de moi et me déposèrent, buste droit, jambes pendantes, au fin bord d'une table rectangulaire équipée de larges courroies de cuir. Le temps s'était comme arrêté. Je n'étais plus qu'un dos, et le docteur Beaulieu, qu'un instrument de torture. Il chercha à se faire rassurant : « Ça ne fera pas mal, ne vous inquiétez pas ! »

« Qu'est-ce qui ne fera pas mal ? » répliquai-je en me crispant pour rejeter tout malaise potentiel, toute sensation de douleur. « Détendez-vous, chère madame, ne bougez surtout pas ! » On aurait dit une voix d'outre-tombe. Sans plus d'avertissement, il s'exécuta. Je ne sentis pas la très longue et très fine aiguille s'enfoncer lentement dans le bas de mon dos afin de m'injecter un précieux liquide dans la colonne vertébrale. « Voilà, c'est fait ! » Je n'avais effectivement rien ressenti.

Mais ce n'était pas terminé pour autant. Une autre table, aux allures de billard, m'attendait. Des hommes en vert m'étendirent dessus, sur le ventre cette fois-ci. Le docteur Beaulieu présida le cérémonial de la radiographie. Au-dessus de moi s'activa l'énorme appareil qui avait des allures de monstre cyclopéen : descend, monte, avance, recule : « Prenez une grande respiration, bloquez ! Parfait ! Respirez naturellement maintenant... » Tout s'est très bien passé ; le savant spécialiste prit congé : « Je vous reverrai demain, le temps de scruter attentivement les radiographies. Nous en saurons alors un peu plus. » Savoir quoi ? Que le cancer me rongeait la moelle... ou la cervelle ?

En vérité, à partir de ce moment, je cessai d'avoir peur. Mais alors là, plus peur du tout. Il s'était installé en moi un indéfinissable sentiment de fatalité. C'était comme si je savais à l'avance que le tirage au sort ne me serait pas favorable. Mais advienne que pourra. Pour le meilleur ou pour le pire. J'étais devenue, à l'un comme à l'autre, indifférente.

En fin d'après-midi, ce jour-là même, le docteur Beaulieu se présenta à ma chambre pour m'annoncer la nouvelle. Il vint s'asseoir sur le rebord de la fenêtre en fixant ses souliers : « Madame Thibault, j'ai pu examiner le plus attentivement du monde vos radiographies. » Son interprétation était formelle : « C'est la sclérose en plaques. » Celle du genre lambin et évolutif ; la paresseuse des paresseuses, quoi ! Il me passa une main moite sur le front et me quitta sans plus de manières en me souhaitant la meilleure des chances. J'étais ainsi livrée à moi-même, à la merci de mes bibittes… et des plaques qu'elles laissaient un peu partout dans mon corps. Réduite à mon passé ; sans que la médecine ne puisse rien faire pour moi.

Voilà, Sophie, le sort en était jeté. Confirmée l'intuition qui m'habitait depuis si longtemps. Je ne serais jamais la femme, l'amante et la mère que j'ambitionnais de devenir. Tu allais devoir te contenter d'une mère à corps partiel…

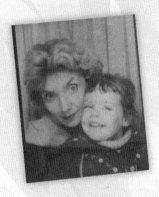

Symbiose matricielle

Pour connaître ta mère, enfant,
commence à lire dans le livre de son sourire.
VIRGILE, *LES BUCOLIQUES*

Mère en canne

Oui, maman, l'implacable saloperie avait fait son chemin. On était en juillet, année charnière pour l'humanité, année maudite pour ma mère bien-aimée. Apollo 11 se posait sur la lune. Un mystère de moins dans l'univers. « Un petit pas pour l'homme… » Mais toi, dans la pesanteur, tu avais toujours toutes les misères du monde à poser un pied devant l'autre. Ton étrange mal continuait d'alourdir l'air ambiant. Un samedi, tu nous étais arrivée, feignant le je-m'en-foutisme, une canne à la main. Tu ne pouvais pas te fier éternellement aux multiples appuis glanés çà et là sur ton chemin : ici, la chaise, là, un comptoir, plus loin, un mur. Attrape le récamier, déplace la méridienne, pousse l'escabeau… Te fallait du solide, déséquilibre oblige. Ton cas s'aggravait, c'était clair et net. Et dans la hiérarchie de mes émotions, la révolte est venue se loger pas très loin de l'accablement : ma mère avait maintenant des allures de vieille dame déboîtée.

Je te percevais déjà comme un être friable, exposé aux grands vents, vulnérable à une certaine érosion des sens. Grandissait en moi la certitude qu'il fallait te protéger du pire, le pire étant le quotidien et ses imprévus. Adieu insouciance, adieu légèreté. Du haut de mes dix ans, dans l'enchevêtrement de mes émotions naissantes, l'exaspération prenait aussi de plus en plus de place : tu me semblais bien gauche, maman, lasse et mélancolique. Peu disponible à tes rejetons. Dans le coin droit, la colère ; dans le coin gauche, la culpabilité. Et la question qui se faufilait dans mon esprit : au cœur de notre conte de fées familial, étais-je devenue celle par qui la malédiction arrivait ? La fée Carabosse qui avait jeté, sans le savoir, un mauvais sort à sa mère ? Comment savoir ?

Et ça continuait : deux verres à terre, une assiette en moins, une flaque de pipi. Tu avais des mains de beurre et une seule envie : retrouver ta dactylo, tes repères. Chaque jour, écrire pour mieux fuir, plantée devant ta Hermès 2000 vert toilette. Lunettes blanches et tailleur Chanel. Impeccablement maquillée. Parfait croisement de Rita Hayworth et Audrey Hepburn. Le profil d'une star d'Hollywood, à l'ego surdimensionné ; incorrigible séductrice, cependant assaillie de multiples doutes. Beauté à vous faire pâmer et à provoquer des ravages : filiforme, longiligne, des nichons comme ça, des yeux de reine égyptienne, un visage d'une énigmatique beauté : « Que tu étais belle ! »

Année maudite, mais qui nous permit de mieux saisir ce qui se tramait dans notre univers. S'est amené un petit dimanche ordinaire, exceptionnellement chaud. Escorté d'un rendez-vous sérieux, décrété par mon père :

— Les enfants, il faut que je vous parle ; on s'en va chez Laurier BBQ. Sans maman.

— Mais pourquoi ?

— C'est mieux comme ça. J'ai des choses à vous dire...

Il avait une mine terrible, une pesanteur inhabituelle dans le geste. D'un coup, sa peau avait pris une teinte opalescente. Dans ma tête, tout s'embrouillait. Je retenais mes larmes. Pourquoi diable avais-je l'impression qu'un camion de 500 livres allait nous passer sur le corps ? Avant le gâteau moka chaud, il passa aux aveux : « Votre mère, vous avez remarqué qu'elle est… bizarre. Elle a passé des tests ; on sait maintenant ce qu'elle a. »

Je feignis d'ignorer la cassure dans sa voix.

— C'est quoi ?

— Une maladie qui s'appelle la sclérose en plaques. C'est lent, ça attaque la colonne vertébrale et les petites ficelles gélatineuses qui relient les nerfs entre eux. Ses attaches à elles sont en train de devenir comme du Jell-O qu'on aurait oublié dans le frigo ; elles perdent lentement de leur consistance.

J'eus soudainement envie de m'enfuir à toutes jambes. De démissionner, de faire place nette, de déserter le monde. *No vacancy* : je n'y suis plus pour personne. Soudainement étouffée d'angoisse, je ravalais goulûment. Puis ça s'est mis à bourdonner dans mes oreilles.

— Elle va mourir, papa ?

— Mais non, les enfants, c'est très lent. Une forme progressive, à ce qu'on dit…

Quelle chance ! La mort à petite dose, la désertion en paliers ; on perd un morceau de robot, puis deux, puis trois. Je sentis la rage s'installer au creux de mon ventre. Pourquoi elle ? Quelle terrible faute avait-elle à expier dans cette vie ? Papa reprit quelques couleurs, retrouva sa voix caverneuse :

— Maman et moi, on passe un dur moment.

— Vous n'allez pas vous séparer ?

— Jamais de la vie ! On s'aime très fort, vous savez. Mais parfois, c'est un peu difficile…

L'apocalypse en trois phrases. Une bombe à neutrons entre nous. La fin des temps. Le terminus de l'insouciance. À l'électrochoc de la nouvelle s'ajoutait la peur de perdre mes deux fidèles repères : mes parents allaient-ils survivre à cette maladie qui portait maintenant un nom ? Pourquoi papa s'était-il chargé seul de nous faire cette révélation ? Mystère et boule de gomme.

Nous étions revenus à la maison à pied, tous les trois, penauds, engourdis, le poids du monde sur nos consciences. En remontant la rue Laurier, dans la nuit lourde et humide, j'avais remarqué le visage ruisselant de Luc et la morve sur sa manche. Je laissai le déni prendre le pas sur le chagrin : « Ça doit être une erreur. Non, ils se trompent. Ma mère, elle est en parfaite santé. » Deux coins de rue plus loin, j'étais arrivée à me convaincre que tout allait pour le mieux, qu'elle n'allait pas quitter le navire si tôt.

Je retrouvai maman allongée sur le lit de sa chambre. À ses côtés, le chien, en boule, ronflait bruyamment. Me suis couchée près d'elle, en pleurs : « Tu vas voir, ça va bien aller. On va t'aider à faire le ménage, la cuisine… » Je ne voulais pas trop en mettre, déchirée que j'étais entre ma crainte égoïste, la perdre, et ma peur obligeante, l'inquiéter. Méchant cocktail !

Je me suis alors réfugiée dans la salle de bain attenante pour aller jurer contre tous les saints du ciel. Dans ce minuscule cagibi, je m'étais toujours crue – allez savoir pourquoi – à l'abri du courroux céleste. En larmes, sur ce siège froid où les vanités sont vite détrônées, j'ai piqué une colère indicible contre Celui qui l'avait affligée d'un tel destin : « Comment cela s'est-il produit ? Expliquez-moi, car je chancelle. »

Mais pour m'adresser à ma mère cependant, je ne trouvais pas les mots. Ces mots magnifiés, ces mots célébrés. Ces mots sacrés qui scellent comme un contrat. Ces mots qu'il faut peser et soupeser avant de les jeter au visage d'autrui. Je n'arrivais tout simplement pas – et moi seule sais à quel point il me pressait alors de le faire – à lui dire « Je t'aime ».

Gaucheries stylisées

J'ai pris son mal sur mes petites épaules. Dans l'espoir secret de trouver un antidote. Soudain, il y eut une urgence dans mon âme : il fallait tout comprendre, tout analyser, tout résoudre. Aller chercher des réponses à mes peurs les plus lancinantes. Le boulot du paternel y étant sûrement pour quelque chose, je me suis mise à arpenter la rue Laurier, l'enregistreuse sous le bras. J'étais Judith Jasmin, René Lévesque et Tintin tout à la fois. À la recherche de la vérité, micro à la main : « Pardon, madame, je mène une enquête radio. Avez-vous peur de la fin du monde ? De l'apocalypse ? » La passante éclata d'un rire homérique : « Mais quel âge as-tu, ma puce ? » Et moi, faisant fi de ma gêne : « Douze ans, madame ! »

La nuit, dans mes songes, je revoyais tous ces longs visages creux qui me toisaient. Nous étions en pleine guerre froide. La fin du monde était proche, c'était entendu. À la télé, des documentaires affolants nous faisaient découvrir les champignons nucléaires, les vents gonflés d'atomes ravageurs qui dénudaient les arbres et roulaient les cadavres calcinés comme des bottes de foin.

Pendant ce temps, avenue McNider, les portes claquaient. Le féminisme ambiant lui apprenant à assumer ses chagrins, ma douce mère se transformait en pasionaria hystérique. Les affrontements étaient nourris tout autant de cris que de chuchotements. Notre petit Vietnam à nous.

— Je te verrais à ma place, Marc Thibault !

— Mais cesse de dramatiser, Monique !

— Et si tu étais un peu moins là-bas et un peu plus ici. Sors de ta tour et viens voir ce qui se passe derrière l'écran. Condamnée à l'entretien ménager et à l'éducation de ta progéniture, tu penses peut-être que je m'amuse. Moi aussi, je voudrais voir du monde, tu sauras !

Les hauts et les bas d'une diva. Quand l'angoisse montait et que les traits de son visage se crispaient, elle avait l'air aussi renfrognée que sa mère. Après s'être accrochée à tous les murs et avoir manqué piquer du nez plus d'une fois, elle s'engouffrait alors dans sa chambre et pleurait de rage. À propos de quoi, au fait ? Papa y était-il vraiment pour quelque chose ? Comme toujours, il tempérait ses explosions : « Votre mère a des ratés. Mais ne vous en faites pas, elle va revenir à la raison. » Fatigue 1, maman 0.

On aurait dit des épisodes de folie ordinaire, moments de panique intérieure où elle semblait croire dur comme fer que le monde entier lui en voulait. Pour accélérer le retour à la normale, je partais en montagnes russes. Cette urgence de réparer les pots cassés, d'être la colle qui recolle, le trait d'union salvateur. Entre le Saint des Saints et Marie-Madeleine empotée. Elle ignorait sans doute que je subissais ses crises en tremblant, en espérant qu'elle baisse le ton, que les voisins n'entendent rien. J'avais décidément une mère... agitée !

Elle semblait de plus nous tenir rigueur de notre liberté. En fait, depuis qu'elle se traînait avec une marchette, on l'entendait venir de loin – cling, clang, cling, clang – et on l'entendait surtout pester. Prisonnière de ses deux barreaux de chaises – ses jambes *flagadounes*, comme elle les appelait –, maman tournait en rond entre quatre murs.

Mais en dépit de son attirail d'infirme, elle demeurait gracieuse et coquette. Trouvait malgré tout le moyen de poser, de faire des façons, petit doigt en l'air et cil au vent. Elle avait du style à revendre. Un peu plus et elle aurait agencé le motif de son pantalon avec le gris acier de son appareil. La marchette précéda d'autant de mois le fauteuil roulant, auquel elle finit par se résoudre et qui nous arriva – véritable goulag – comme une punition suprême.

J'exécrai cette nouvelle phase de la lente descente aux enfers. Maman eut beau se draper dans sa fierté, user de tous les subterfuges, un fauteuil est un fauteuil et une handicapée est une handicapée. Elle avait désormais toutes les allures d'un éléphant dans une maison de porcelaine. Ce qui l'obligeait à tout faire assise : le peu de cuisine dont elle se chargeait encore, le lavage, le repassage. Papa dut d'ailleurs vite s'ingénier à varier le menu, sa femme faisant la grève de la popote : trop de trouble sur des roulettes ! En s'impliquant de la sorte aux fourneaux, mon paternel épatait mes petites copines qui avaient des pères absents. Non seulement le mien était bien là, mais il portait fièrement le tablier et nous faisait du macaroni gratiné !

Au hasard de nos rares sorties avec elle – au centre commercial, au cinéma –, ce regard inquisiteur, légèrement distrait, des étrangers. Nous les entendions penser : « Mais qu'est-ce que cette jolie femme fait assise dans une chaise ? » Paresse, sans doute, aux yeux de plusieurs. Ce qui accentuait l'accablant sentiment de la différence qui était le sien. « Voulez-vous mon portrait ? » qu'elle lançait au visage des barbares, des Ostrogoths qui cherchaient l'erreur sans une once de discrétion. Heureusement, son humour caustique prenait souvent le dessus : « Fatigués ? Assoyez-vous donc sur mes cuisses ; un fauteuil, faut que ça serve ! » Mais au-delà de ses pitreries sardoniques, ces situations embarrassantes eurent finalement raison de ses dernières audaces : maman fit le vide des autres. Elle ne voulut plus être vue dans son costume de paraplégique.

Échappées océaniques

Une bienheureuse exception cependant : Wildwood. Chaque été, elle pouvait les envoyer paître, les Américains ne comprenaient rien à ses répliques mordantes ! Un joli bungalow nous attendait, rue Miami. Passage obligé des mois ensoleillés, le moment magique de l'année où mon père était un père ; présent, disponible comme jamais. Wildwood, nos pilotis d'enfance.

Je frétillais de bonheur à l'idée de ce qui nous attendait : le *miniputt*, les *go-karts*, le *boardwalk*. Un monstrueux parc Belmont à l'américaine. La piscine des motels, la mer et les vagues immenses sous lesquelles Luc disparaissait en se bouchant le nez. Promesses de soleil, de lectures, de longues marches jusqu'à la rade, en passant devant les *lifeguards* frisottés, au son des *Bee Gees*.

Le pèlerinage annuel commençait en pleine nuit. Quarante-deux mille valises, les oreillers, le ventilateur – « Marc, ma trousse de maquillage ! » – le fauteuil roulant, les best-sellers de l'été, mes *Astérix*, les *Bob Morane* de Luc – « Où elle est, ta trousse, Monique ? » – la bouffe de Cléo, sa laisse, les chaises de plage, le parasol... La voiture transformée en véritable *club sandwich* !

Papa rythmait ce trajet interminable avec le répertoire de la chanson française des années 1930. Tout le palmarès était revisité. De Maurice Chevalier – *Donnez-moi la main, mam'zelle, Quand un vicomte rencontre un autre vicomte, Prosper (Yop la boum), Sous les ponts de Paris, La petite dame de l'expo* – en passant par Charles Trenet – *Y a d'la joie* – et Félix Leclerc – *Le train du Nord* –, tout le monde chantait en chœur : ♪ *Tchou,* ♪ *tchou, tchou, tchou...*

Mais le grand succès, le summum au *hit-parade* paternel, qui nous faisait crouler de rire à tout coup, qu'on ne se lassait jamais d'entonner tous ensemble et de reprendre – « Encore une fois, papa ! » – qu'il nous jouait sur tous les tons, avec toutes les ressources de l'homme de théâtre qu'il avait été, en en rajoutant à chaque couplet, c'était la pauvre marquise pour qui tout va si mal : ♪ *Tout va très bien, Madame la Marquise / Tout va très bien, tout va très bien / Pourtant, il faut que l'on vous dise / On déplore un tout petit rien…* ♪ Chaque été, pendant dix ans, notre marquise et son triste sort auront rythmé la route de nos vacances.

Une fois que nous l'avions « roulée » jusqu'à la plage – véritable traversée du désert –, fallait voir Monique, dans son maillot de mousseline et organdi, au motif de léopard, décolleté jusquelà, droite et fière, le regard scrutant l'horizon, avec ce port de tête digne des reines. Cette admirable rage dans l'immobilité. Avec, autour d'elle, un ouragan d'incurables activistes : papa parti jogger, Luc et moi en compétition de frisbee, tante Gaby et oncle Fen en plein match de pétanque. En réclusion volontaire, maman se faisait un petit pipi dans le sable et versait une larme discrète derrière ses verres fumés Foster Grant.

Parfois, allongée sur un transat, les jambes élégamment repliées sous son corps inerte – une véritable Kateri Tekakwitha, avec sa longue tresse de squaw –, elle rageait contre cette agitation qui la renvoyait si fort à son infirmité. Elle détestait la mer, cet insondable mystère. Puis bouillonnait en voyant papa s'éloigner. Pendant que moi, toute à mes préoccupations d'ado, dans mon narcissisme naissant, je ne voyais rien de son désarroi. Ou ne voulait rien voir, c'est selon.

Busy body que j'étais. Tant de nouveautés à découvrir et à maîtriser. La chasse aux maîtres nageurs ; le mode d'emploi des tampons ; ce minuscule soutien-gorge à apprivoiser ; ce bouquin – *Mademoiselle veut savoir* – que je lisais la nuit, en cachette. Parce que, en la matière, maman me laissait tout deviner. Trop occupée qu'elle était à détailler, dans ce livre dont elle entamait l'écriture, les tenants et aboutissants de sa vie sexuelle passée, présente et à venir. Plus tard à la parution, je constaterai noir sur blanc qu'un temps – jadis – elle avait été vachement olé olé avant de devenir ma mère. Avais-je vraiment besoin du récit gênant de ses prouesses ?

Un soir, même si le temps était à l'orage, le *miniputt* nous appela. Nous sommes allés tous les trois, maman demeurant plongée dans son bouquin. Mais voilà qu'entre le 8e et le 9e trou, mon avance tomba à l'eau. Papa sonna le rappel des troupes. Nous étions à des kilomètres de la maison, par-delà les marécages. Il pleuvait des hallebardes et le tableau noir du ciel se fendait en milliers d'éclairs affolés. J'imaginai les pires scénarios :

— Papa, j'ai peur ! Et si la route était inondée ? Et si… ?

— Mais non, ma poulette, pas de danger.

Nous étions revenus sous un rideau de pluie opaque, à l'ombre d'un ciel déchaîné, zébré de lumière. Luc faisait des yeux comme des 25 sous, papa se mordait les lèvres. Nous retrouvâmes enfin la rue Miami et notre charmante bicoque toujours bien en place. Arborant un regard dévastateur, maman se tenait au fond du salon dans l'obscurité complète. Avec ces yeux qu'elle avait profonds et parfaitement capables de vous terrasser en moins de deux.

— Mais où tu étais, Marc ? Et à quoi tu penses ? Le ciel me tombe sur la tête et tu t'amuses avec TA progéniture. Il n'y a même plus de courant ici. Et ces éclairs qui n'en finissent plus de clignoter, j'étais terrorisée.

— Mais voyons, mon chou, on n'était pas si loin.

— On sait bien, tu ne fais jamais rien de mal. Et puis, laisse-les donc s'amuser tout seuls, les enfants, Saint-Parfait ! T'es pas mieux que ta sœur, qui a pourri sa fille.

— Bon, c'est reparti. Tu dérailles, Monique ; arrête de raisonner comme une pantoufle, je t'en prie !

Quand elle partait pour la gloire, c'était là son thème préféré : l'épouse en mal de progéniture. «Marc, tu m'as volé mes enfants!» C'était d'une subtilité éléphantesque...

— Tu joues au père-orchestre, mais au fond ça t'arrange. Une femme, c'est trop compliqué pour toi!

— Ce que tu peux être mesquine, quand tu veux. Tu voudrais que je les abandonne à eux-mêmes, ces enfants-là?

— Laisse-moi donc mon rôle de mère au lieu de les surprotéger comme ça. Il me reste une tête, un cœur et des bras, que je sache!

Les chicanes prenaient de l'ampleur. Mais, plus souvent qu'autrement, elles donnaient lieu à des matchs nuls. Ou à des reprises en marge des heures de grande écoute. Improvisations mixtes ; nombre de joueurs : deux. Toujours le même thème : l'appropriation du rôle parental. Durée : interminable. Un arbitre zélé y aurait trouvé matière à sévir sans arrêt pour confusion, manque d'écoute ou mauvaise conduite. Jouait-elle un jeu ou ronchonnait-elle vraiment ? À prime abord, elle semblait raisonner tout de travers, mais l'affaire n'était pas entendue. Au fond de moi, je faisais confiance à son redoutable instinct. Et puis, comment lui en vouloir ? Comment lui tenir rigueur de son impatience, de sa jalousie ?

J'aurais voulu hurler à mon tour que sa paralysie ne serait jamais la mienne. Que je ne passerais pas ma vie à la plaindre. Que je prendrais parti pour le monde des vivants, des mobiles : «Pas notre faute, maman, si tu t'enlises dans ton corps.» Ne pas lui ressembler, ne pas trop m'approcher de l'abîme, des fois... Des fois que je finirais comme elle, en quarantaine, isolée de ma vie, coupée de mes forces vives. Des fois...

Mais il y avait des interdits puissants dans la vie de la gentille petite fille que j'étais : père et mère, tu honoreras ; mère infirme, tu épargneras. On ne frappe pas un cheval blessé.

Aspirée par le trou noir béant de sa désespérance et de son terrible sentiment d'abandon, la bête meurtrie se noyait dans la crue de ses larmes. Je la prenais alors dans mes bras en me demandant qui apaisait qui.

Et cet été-là, il y eut comme un déclic inconscient : je me devais de devenir sa distraction, sa dépanneuse. Courir à sa place, découvrir les pays qu'elle avait dessinés dans ses rêves, me plonger dans tous les lacs du monde, parcourir monts et vallées, tirer toutes mes épingles du jeu, rouler ma bosse, rouler carrosse. « Je vais tout te raconter, maman ; je te tiendrai debout en t'offrant une vie de secours. » M'avait-elle chargée, inconsciemment, de réaliser ses aspirations à sa place ? Message reçu, cinq sur cinq !

Apprentie sauveteuse

Sur les bancs de la polyvalente, j'étais l'heureux amalgame de mes parents : la discrétion et la réserve des Thibault, la folie et l'audace des Larouche. Je rasais les murs, mais m'offrais en spectacle devant la classe durant les cours d'expression orale. Curieuse du genre humain, mais oh ! combien sauvage. Je fuyais les troupeaux, mais tenais à étudier comme tout le monde, dans une institution du réseau public. L'école était toujours une heureuse distraction. Et la polyvalente confirma mon besoin maladif d'éblouir maman, d'être la meilleure, la première. Je terminai ma première secondaire à Pierre-Laporte en remportant le concours Expo-Sciences avec un savant exposé sur la photosynthèse. Ma maternelle s'est extasiée devant mes affiches colorées.

Je vivais en vase clos avec mes images d'Épinal. En parfait contrôle de mon adolescence. Grave et mature, juste ce qu'il fallait pour prendre en charge ma petite mère fragile. Le midi, je fuyais la foule étudiante pour aller m'étendre dans l'herbe haute du parc le plus près et imaginer la voûte céleste. Combien de ces charmantes randonnées au cimetière de la Côte-des-Neiges, ma Toscane, mes champs de Provence. Le bonheur était dans le pré… du repos éternel ! Je me laissais griser par le vertige de l'infiniment grand : combien de milliards de galaxies, déjà, dans notre univers ? Je rêvais de partir sur Mars, blottie dans le ventre de la sonde *Viking I*. De fuir vers le silence éternel de ces espaces infinis qui m'attiraient. Le cimetière était mon refuge ; la mort, une vague connaissance…

Ma chambre, tout au bout du corridor, était tapissée d'affiches d'étoiles, de galaxies lointaines – Andromède, deux millions d'années-lumière, M33, une galaxie spirale – et d'extraits des *Souffrances* du jeune Werther : « Était-il donc fatal que ce qui fait la félicité de l'homme devînt en retour la source de sa détresse ? » Werther l'hypersensible, avec qui je partageais cette conviction d'être seule au monde, incomprise, perdue parmi la masse des vivants.

Pierre, Jean, Jacques, petits voisins, copains de classe faisaient bien quelques tentatives de rapprochement pour me ramener sur terre. Rien à faire, j'étais un parangon de vertu. C'est à peine si j'acceptais de fouler le plancher de danse avec un cavalier quand arrivait le *party* de fin d'année. Toutes les filles n'attendaient que ça, assises en rang d'oignons sur les bancs de bois du gymnase : être l'élue pour un slow langoureux sur l'air de *Stairway to Heaven* ! Ce gymnase qui, durant l'année, me voyait disparaître aux toilettes dès qu'il s'agissait de se transformer en joueuses de badminton. « Qu'est-ce qu'elle est prude », se disaient les petites copines en se tenant les côtes. Pire : pudibonde ! Ça, je le tenais sûrement du paternel…

J'étais Maria, j'attendais mon capitaine Von Trapp, qui allait me métamorphoser de chenille austère en papillon virevoltant. ♪ *Climb every mountain, search high and low / Follow every by way, every path you know* ♪ entonnait la mère abbesse. Cent fois, j'avais dû la chanter, cette mélodie du bonheur. Je connaissais le film par cœur. Cette valse amoureuse entre la nonne défroquée et le capitaine au cœur brisé, c'était la trame de ma vie rêvée. Ce baiser chaste, sous la tonnelle; quelle classe, quel infini respect. À mille lieues de tous ces goujats acnéiques qui louchaient en me visant le décolleté. Dans ma vie en cinémascope, j'étais la femme bionique ou quelque héroïne de mes romans de science-fiction. Je partais sur Barsoom, avec John Carter et sa princesse. Je menais la guerre interstellaire contre les Durups avec B.R. Bruss.

Et dans ma vie rêvée, point d'épiderme. Seul monsieur Larivière trouvait grâce à mes yeux. Grand éphèbe, la couette rebelle, le regard profond, avec des mains qui causaient et qui suivaient la ligne ample de sa pensée. Il était doux, brillant, drôle, intense. Dans son cours de morale, il causait de Nietzsche, Rilke, Proust, Sartre. J'avais le cerveau en ébullition, je découvrais l'abstraction et j'apprenais que l'existentialisme est un humanisme. Petits bonheurs intellectuels...

Surmoi délateur

Puis vinrent mes 17 ans... et ma dernière sortie avec maman: *Saturday Night Fever* au cinéma Crémazie. La transcendante joie de pouvoir faire comme tout le monde: voir un film avec sa mère. Mais pour y arriver, je devais faire usage de mille et une astuces procédurières: d'abord empoigner solidement les guidons directeurs et descendre l'allée la tête haute en ignorant les regards. Fixer ensuite les freins, lui coincer les chevilles entre les miennes, la saisir par les cuisses, la raidir d'un coup sec et l'expulser de son buggy adapté. Puis serrer les ischio-jambiers, amorcer une pirouette de 35 degrés, viser le banc et la déposer dans ce qui apparaissait, dans les circonstances, comme un banal fauteuil… inadapté! Et tout cela avec la grâce d'une danseuse étoile.

« Je t'aime, ma Sophie », m'a-elle dit avant la deuxième bande-annonce. « Moi aussi, maman. » ♪ *Whether you're a brother or whether you're a mother / You're stayin' alive, stayin' alive…* ♪ Mère qui roule, fille qui pousse! ♪ *Life's goin' nowhere / Somebody help me / Somebody help me, yeah!* ♪ Un des frères Gibb nous avait-il donc aperçues?

Puis j'entrai au cégep. Je choisis Saint-Laurent parce que j'aimais l'aspect suranné des lieux. Les vieilles pierres du bâtiment me parlaient. Mais je me trouvais bien jeune pour savoir déjà ce que pourrait être mon futur métier. J'aurais aimé être *stand-up* comique pour faire rire à grande échelle. Ou astronome pour contempler ces étoiles qui gouvernent nos vies. Ou vétérinaire, pour soulager la misère animale ambiante. N'importe, du moment que je n'allais pas passer inaperçue dans cette vie. Drôle de paradoxe pour celle qui traversait la grande salle étudiante en rasant les murs. Pour celle qui entrait par le pavillon arrière pour éviter les regards qui auraient pu se poser sur elle. Mais malgré cette timidité maladive qui me faisait craindre les jugements d'autrui, je voulais tout de même faire résonner ce nom qui était le mien.

Après ces deux années, je m'orientai vers la psychologie, habitée du sentiment qu'en plus de me rendre utile, ça me rendrait peut-être plus sociable. La psychanalyse, l'inconscient, les perversions, les rêves, l'autisme, les personnalités multiples, l'effet de la prière sur la maladie, les voyages hors corps, tout suscitait mon intérêt et m'interpellait. J'avais trouvé ma voie.

Ce qui ne m'empêchait pas d'avoir des réflexes d'enfant mal-aimée – gênée, gauche, mal dans ma peau, mélancolique, au bord de l'abîme – comme si j'avais introjecté ma mère délabrée. Je réussissais pourtant tout ce que j'entreprenais. Mais le succès me laissait un arrière-goût dans l'âme, un sentiment de vide. Comme si quelqu'un d'autre était moi, comme si je n'étais personne. Je n'arrivais pas à m'amarrer au bonheur. J'avais le sentiment de courir à toutes jambes et sans répit vers l'inaccessible paix intérieure. Comme si j'avais fait un pacte avec mon inconscient : soyons loyaux à notre mère, n'osons pas toucher au bonheur !

Je décidai alors de déposer ce panier rempli de questions chez un psy. Une manie familiale chez les Larouche-Thibault. Ça coule dans nos veines, la génétique du « connais-toi toi-même » de Socrate. D'autant plus que j'étais passablement familière des us et coutumes de la *psychothérapeutisée,* car j'allais souvent reconduire maman chez le sien, le docteur Jaimal, au sommet de Maplewood dans le haut Outremont. Elle grimpait de peine et de misère les huit marches, allait s'asseoir dans le vestibule et me donnait congé. Je revenais la prendre cinquante minutes plus tard, les plaies bien pansées, la larme retroussée. Un rituel qui m'apparaissait aussi mystérieux qu'obligé.

Je commençai donc une thérapie avec un psychanalyste, ami de maman. Le docteur Ditemoitou, à hôpital Sainte-Justine. J'arrivai armée de mes rêves et de mes angoisses : « Dieu est mort, Marx est mort, et moi-même, je ne me sens pas très bien. » Mon éventuel bienfaiteur avait l'air d'une caricature sortie d'un film de Woody Allen : « Veuillez me suivre ; étendez-vous là. » Quelle tête d'enterrement ! Je partageais mes vertiges existentiels, je dissertais sur la maladie, j'épiloguais sur la mort et monsieur ronflait dans mon dos. Ça n'a duré que six mois.

Suivit madame Pathos, psychologue, deux étages plus bas. Une connaissance de papa. Elle, au moins, me regardait droit dans les mirettes. Comme une peseuse d'âmes, elle me flanquait sous les yeux mille et un tests – Stanford-Binet, Rorschach, Benton –, s'installait devant moi et me scrutait – «Que vois-tu là?» – de ses yeux tristes à la Jeanne Moreau. «Un plus un égale nous, je m'appelle Sophie et j'ai mal.» Mais je ne versai pas une seule larme en trois ans. Blindée, la fille. Imperméable aux crises, à l'épreuve de l'eau trouble. Comme son père.

Surestime maternelle

Un mardi soir parmi d'autres, pendant *Le travail à la chaîne*, tante Janette débarqua à la maison. Une tante qui, au fait, n'en était pas une. Papa alla l'accueillir, pipe au bec, auréolé d'une volute de fumée aux cerises: «Monique, c'est Janette!» Maman adorait ses amies connues et reconnues. La liste était impressionnante: Janette Bertrand, Mia et Klaus, les photographes, Denise Bombardier, la journaliste qui scrutait les reins et les cœurs des grands de ce monde, Marie et Raymond David, le président de Radio-Canada, et Isabelle, la femme de Fernand Seguin, le savant vulgarisateur. Sans compter sa Raymonde adorée, épouse de Pierre Péladeau, fondateur de Quebecor, avec qui elle se permettait des sorties de millionnaire. Celle-ci couvrait de présents de toutes sortes ma petite mère, privée un jour, gourmande toujours: «Les cadeaux, c'est l'amour!»

À travers chacune, maman vivait par procuration, sur de l'excitation empruntée. Elle s'enorgueillissait subtilement de ce panache glamoureux retombant sur ses frêles épaules de parfaite inconnue. Elle aimait les déranger pour un rien, ses amies. Malade d'impatience, incapable d'attendre, elle réclamait leur visite en roucoulant, en leur servant astucieusement un peu de la ritournelle de Charlebois : ♪ *Madame Bertrand, j'n'ai pas beaucoup d'amis pour me t'nir compagnie* ♪ Elles accouraient toutes, ventre à terre : « Pauvre Monique… »

L'essayiste André Maurois appelait cela « l'opportunisme du cœur, la seule sagesse sentimentale ». Pour tout dire, je préférais l'approche laconique du bon vieux philosophe Blaise Pascal : « Le moi est haïssable. » Je lui en voulais parfois, à ma mère, de chercher à tirer profit de tout. Mais je crois que ce sont surtout ses maladresses qui m'empêchaient de lui reconnaître son légitime droit à ses « quinze minutes de gloire ».

Que d'intérêt je pouvais avoir pour Janette qui lui parlait de sa tumultueuse vie de vedette, de son mari, de ses enfants, de ses recettes et de son lac Sawin. Elle parlait d'amour, tante Janette, encore et toujours. Et de sexe ! Avec une facilité déconcertante pour les femmes de cette époque coupable ; n'en déplaise à mon paternel effarouché. Parce que l'ancien jésuite n'était jamais trop loin. Il m'avait justement confisqué, quelques mois plus tôt, ma *Rubrique-à-brac* porno, version très *hard* de ma bande dessinée préférée. J'avais perdu là un livre de référence d'autant plus précieux qu'il était vain de penser faire quelques découvertes à travers les confidences ou les inattentions de papa. « Une tombe, ton père, ma fille ! » De mon balcon qui donnait sur les fenêtres de leurs secrets d'alcôve, je l'apercevais, chaque soir, dresser une frontière nette et infranchissable en rabattant soigneusement les volets. Idem pour la porte, qu'il fermait méticuleusement à double tour, question de prévenir les visites inopinées de frérot.

Absence temporaire

Kalmia. C'est le nom de l'ancienne auberge que papa avait louée, sur les rives du majestueux lac Ouareau. Kalmia, le laurier d'Amérique. Arbuste aux feuilles épaisses, alternes, elliptiques, lancéolées. Faut savoir que dix étamines sont logées dans des fossettes sur ses pétales et se détendent au toucher.

Il y avait huit chambres au deuxième, chacune avec son lavabo. Le grand luxe, version camp de pêche! Mais à cause de l'escalier trop étroit, maman était forcée de dormir au salon, sur le divan. Conséquence: elle faisait la *baboune*, même quand je prenais congé du *pet shop* pour venir la voir, les fins de semaine. C'était le premier été où je pouvais enfin gagner ma vie. Comme une adulte. À laver des aquariums, attraper des perruches et vendre des colliers anti-puces. Quatre dollars de l'heure: le Pérou! Mon *boss british*, en état d'ébriété aussi avancé que régulier, se vidait le cœur et la caisse de bière en se désolant de la froideur de sa femme.

Comme on le fait pour une mouche avec du miel, papa m'avait attirée en faisant l'achat d'une des toutes premières caméras portatives qui arrivaient sur le marché. Pour en faire l'utilisation, j'avais appelé du renfort: «Allez, Luc, rassemble les voisins, on va se faire un téléjournal maison!» Je n'aurais pas pu dire mieux. En deux coups de cuillère à pot, on avait écrit et tourné notre journal de Saint-Donat-les-Bains, les pieds dans l'eau, en tenue légère, avec chapeau de paille et micro en papier: «En manchettes, ce soir: la concurrence de la poutine-sauce; une poule assassinée au poulailler Goudreault; et enfin, le *driller killer* court toujours!» Avec mes broches à dents et mon visage boutonneux d'ado, en imitatrice accomplie, je me donnais des airs de Bernard Derome. Luc parlait pointu, en monsieur météo efféminé, le petit doigt en l'air : « Bientôt, sur nos rézions, des gros nuazes d'oraze… »

À l'image des prévisions météorologiques de mon benjamin, notre mère était devenue ténébreuse. « Faaatiguée » de flotter sur son matelas gonflable, comme une marionnette sans fil, au gré du vent. « Faaatiguée » de se faire traîner sur son palanquin, telle une Shéhérazade cul-de-jatte. « Faaatiguée » de regarder son mari l'organiser. « Maman, tiens le coup, c'est dur, mais tu es bien entourée. Au moins, on est là. Et la sclérose, c'est pas terminal. » Mais quand elle se comparait – « mais oui, mon amour, t'en fais pas, ça va passer, mets-moi du rouge à lèvres » –, elle ne se consolait pas toujours…

Son nez s'allumait alors comme le petit renne au nez rouge, contaminait son beau visage et noyait ses grands yeux verts. Elle éclatait dans un hoquet douloureux, reniflait, me faisait signe de m'éloigner et s'abandonnait enfin, le nez sous mon aisselle. C'était beau à voir : le barrage maternel grand ouvert, et moi, le cœur dans l'eau, asphyxiée. Ces instants volés à la détresse profonde de ma mère, ils me paralysaient à mon tour. Trop creux, trop saignant. Je maternais bravement maman quinze minutes et allais pleurer tout mon soûl, en privé, dans ma chambre. Maudite injustice ! Quelle *écœurante-rie*. Pourquoi elle ?

Le lendemain matin, maman sortit du lit à midi, confuse. Papa appela l'hôpital en tremblant un peu. Elle avait avalé tout son flacon de Fiorinal et autres pilules pour oublier. « Tentative d'engourdissement », dira-t-elle. Un choc, pour nous trois, les abandonnés vivants, debout sur notre colère. Perte de référence, perte de sens. Ça ne ressemblait pas à maman, ce théâtre de boulevard. D'autant que rien n'annonçait une quelconque représentation. Mais paraît que les gens se suicident au temps chaud, quand le contraste entre détresse intérieure et bonheur obligatoire est trop insupportable. Ses spleens momentanés pouvaient donc la perdre ? Notre mère courage était donc faillible, périssable ?

Je lui en ai voulu d'avoir osé baisser les bras, d'avoir opté pour la facilité. Mais ce n'était pas le temps de me laisser gagner par ma colère et mon monumental chagrin. Je me devais de suivre les traces du paternel : contrôle, courage et, surtout, lucidité – « ce vestiaire de l'intelligence », comme il se plaisait à le dire. Ce qui n'empêcha pas la culpabilité, cette maladie mortelle, de chercher à me ronger les entrailles. Je me rappelai alors l'adage préféré de ma mère : « Il n'y a pas de coupables, juste des mal-aimés... »

Ah oui, j'oubliais ! On l'appelle aussi le crevard des moutons ; le Kalmia est un arbuste toxique : son miel, on en crève...

Élévation spirituelle

Chez ma très concrète mère, je trouvais bien peu d'échos à mes questionnements existentiels. Heureusement, j'avais l'oreille d'un spécialiste : mon ex-jésuite de père ! Qui s'étonnait et s'amusait presque de me voir le suivre sur une voie qu'il connaissait bien. Qu'est-ce que le bonheur ? Comment trouver l'équilibre intérieur ? Y a-t-il une vie après la vie ?

Sur ma table de chevet, Allan Watts, Krishnamurti, Khalil Gibran avaient remplacé depuis longtemps mes classiques de science-fiction. Je découvrais aussi le monde fascinant du nouvel âge et de la parapsychologie, persuadée que la vérité était ailleurs.

J'avais pu mesurer l'intensité de ma démarche avec un jeune ami, plus catholique que le pape, qui m'avait emmenée voir *François et le chemin du soleil* au cinéma Outremont. Saint

François d'Assise, contre toute attente, m'avait bouleversée. Aimer toute la création, se consacrer aux pauvres, refuser l'ordre établi, propager l'amour comme une maladie contagieuse, quel beau programme ! Le patron des écologistes avait touché mon âme. J'étais sortie du cinéma en état de transe. L'espace d'une nuit, comme François, je fis vœu de pauvreté – au diable les chaussures ! –, marchant pieds nus sous la pluie et quêtant pour une bouchée de pain. Devant tant d'ardeur et un tel flux d'émotions, l'ami Mario s'était vite éclipsé.

Mais ma quête initiatique n'allait pas s'arrêter là. Était-ce l'influence du médiéval François, de l'apprentie couventine des collines autrichiennes ou la nostalgie des religieuses de mon enfance ? Qu'importe. Nouvelle lubie de mon adolescence, beau temps, mauvais temps, un week-end par mois, je filais au monastère. Pour y retrouver mes émois d'enfance et la mélodie… du Seigneur !

Pater noster qui es in coelis, sanctificetur Nomen tuum…

Sœur Louise, troisième rangée à droite, se prosternait. Sœur Gertrude, les yeux encore brouillés de sommeil, faisait mine de suivre l'office. J'étais sûre qu'elles me surveillaient. Devaient se demander ce que cette pensionnaire faisait en prière à une heure pareille.

Adveniat regnum tuum…

Le fait était que je ne manquais pas un seul office. De matines à complies, je me faufilais dans l'église, cherchant du regard, lorsqu'elles défilaient devant l'autel, celle qui me lançait invariablement un clin d'œil aussi soutenu qu'interdit.

C'est l'ami Mario qui m'avait fait découvrir l'univers des moniales. De même que sœur Marie-Christine-de-la-Félicité, Antonine de son vrai nom. Et ancienne clarinettiste de son état, que la foi avait piquée pour les siècles et des siècles. C'était Julie Andrews, dans le rôle de sœur Maria, en plus courte sur pattes. Un visage mutin, le regard comploteur, une allure primesautière. J'aimais sa façon de défier l'autorité.

Fiat voluntas tua, sicut in coelo et in terra…

J'ai fêté mes 18 ans dans le silence du couvent. En offrant à mère Christine les photos du nouveau pape prises spécialement pour elle à Washington, quelques mois plus tôt.

— Ma chère fille, mais quelle idée !

— Avez-vous le droit de recevoir des cadeaux, ma sœur ?

— Oh, tu sais, ce que femme veut, Dieu le veut. Ne fais pas de bruit et viens me rejoindre en arrière, près de la salle à manger.

Dans ce recoin sombre du parloir, une fente, juste assez large pour y glisser les photos et l'album souvenir de la visite de Jean-Paul II. Un sourire coquin et voilà qu'elle était repartie, robe au vent.

Mes parents ne comprenaient rien à ma soudaine vocation. C'était pourtant plus clair que jamais : identification profonde au père, faute de mère ! Celui-ci désespérait de mon cas, lui qui avait griffonné sans relâche, des années durant, ses cahiers noirs, témoins de sa terrible crise de foi. Qui l'avait extirpé, séance tenante, des griffes des Jésuites.

— Qu'est-ce que tu cherches là, Sophie ?

— J'en sais rien, papa. La foi, la paix, le silence, la vérité. Et puis, c'est comme si elles vivaient au Moyen Âge. On se croirait à une autre époque. Elles n'ont même pas la télé !

— Rien à voir avec Dieu, quoi ?

— Mais oui. J'ai une directrice spirituelle. Elle m'apprend plein de choses. Mais j'ai beau prier Dieu de me faire signe, je pense qu'il est trop occupé à compter les morts.

— Mais qu'est-ce que tu lui trouves à cette nonne ? me demanda maman, en touillant la salade.

Était-ce un soupçon de jalousie que j'avais perçu dans sa voix ? Ou n'était-ce que son habituelle indifférence aux mystères de la foi ? Oui, qu'est-ce que je lui trouvais à cette mère Christine ?

Elle me rappelait d'abord la mienne avec sa bonne humeur, son originalité, sa façon de tout faire à sa tête. Et il y avait cet enfermement, cet immobilisme. Celui qu'une s'imposait et celui que l'autre subissait. Mais à cette différence que la dévote faisait preuve d'une telle générosité dans ce don de soi éternel. À des lieux de ma mère qui, à mes yeux, ramenait tout à elle. Il y a, paraît-il, la bonne et la mauvaise mère. Était-elle la bonne, la nonne ?

Nous avons échangé lettres, photos, bouquins, pendant des mois. Je me réfugiais sur la colline dix fois par année. À l'origine de mon empressement, il y avait sans doute la fuite, pratico-pratique, du monde et de ses agressions. Mais dans ce cocon spirituel, j'éprouvais un sentiment rassurant d'immuabilité, de permanence. Jusqu'à ce que l'affreuse mère abbesse – 300 livres de haine, le regard ratatiné et les mains sèches – me convoque. À ses dires, je perturbais l'ascèse spirituelle de mère Christine. Dehors, la perturbatrice ! Mais qu'est-ce qu'il disait, déjà, le Christ ? Aimer son prochain comme soi-même ? Et vlan dans le prochain. *Deo gratias !*

Accointances karmiques

Peut-être inspirée par nos voisins d'en face, avenue McNider, qui vivaient à 35 dans un manoir en déliquescence, ou parce que je me retrouvais en manque de transcendance, je me laissai par la suite entraîner dans une commune très particulière : la Société d'ontologie du Québec, qui avait pignon sur rue en haut de la pente Peel. Ils étaient 85 là-dedans ; radieux, présents, allumés. Ce qui eut l'heur de m'intriguer. Steven, mon guide, rencontré au hasard d'une virée nocturne, me fit découvrir ce nouvel univers. On y discutait karma, réincarnation, méditation, télépathie, voyage astral, amour et responsabilité. Un cocktail hétéroclite où il était question de Jésus, de Mahomet, de Bouddha et des grands maîtres. Syncrétisme étonnant issu des réflexions du leader de la Société dont je ne vis jamais le bout du nez. Mais j'achetai.

Première étape : réussir mon entrée. Un mercredi soir de printemps pluvieux, je me présentai rue Peel avec tout mon courage. Demeurer dans l'immobilité complète pendant quatre heures : voilà l'épreuve qui devait faire foi de ma détermination. Nous étions 25 nouveaux venus, allongés sur le sol, les yeux fermés, pour le test ultime. Le nez me piquait, mes pieds s'engourdissaient, mes muscles étaient envahis d'une lourdeur indicible et mes membres commençaient à souffrir d'une brûlure insoutenable. Mais gare à ceux qui s'assoupissaient ou qui étaient pris d'un spasme involontaire. J'entendais le maître expédier *manu militari* ceux et celles qui ne tenaient pas le coup.

Puis, enfin, le gong retentit. Des soupirs se firent entendre. C'était terminé.

— Bravo, bienvenue parmi nous, nous sommes très fiers de toi, me dit Madeleine, qui allait bientôt m'enseigner.

— Fiou! J'ai hâte de voir les épreuves qui vont suivre.

— Dans le temps comme dans le temps.

— La prochaine, c'est quoi?

— Deviner par la pensée la combinaison d'un cadenas.

— Quoi?

Ils étaient puissants, mes nouveaux amis, les initiés. On disait même que ceux qui étaient parvenus au 5e degré communiquaient par télépathie. J'étais impatiente d'en savoir plus!

Toujours est-il que les cours se suivaient et nous rassemblaient. Madeleine, une belle grande rousse au sourire Colgate, nous ouvrait les portes de l'ontologie appliquée : la science de l'être en devenir, dans tous ses possibles. On recevait tous un mantra à répéter 3000 fois par jour : « Mes actions me disent ce que je suis. » J'apprenais à méditer en envoyant de l'amour dans un triangle imaginaire. C'est ainsi qu'un beau matin de mai toute la classe se retrouva dans les rues de la ville pour une exploration de 24 heures sans sommeil à se projeter dans l'énergie des arbres. Puis un soir de juin, nous nous sommes rassemblés sur une tombe de mon cimetière préféré pour canaliser les entités. Honni soit qui mal y pense; nous expérimentions! Je nourrissais l'espoir de percer deux ou trois mystères de la vie; de trouver une ou deux raisons d'avoir moins peur de la mort qui achève toute chose...

Dans ce nouveau dictionnaire de la vie, j'apprenais que l'entité Monique avait choisi de s'incarner dans un corps malade, fruit de l'évolution passée, de ses incarnations antérieures : « On récolte ce qu'on a semé... » On m'enseignait qu'elle était responsable de ses choix d'âme, donc de ses souffrances. Autrement dit, créatrice de sa sclérose. Une seule solution s'imposait: travailler d'abord et avant tout sur elle, marcher vers la lumière, apprendre, évoluer. La maladie comme un cadeau à soi-même. Cette nouvelle façon de voir les choses me saisit d'abord, pour ensuite me séduire. Je pouvais enfin cesser de maudire tous les saints du ciel : pour la première fois, je pouvais même donner un sens à cette catastrophe.

«Voyons, Sophie, toi qui détestes les *suiveux*, explique-moi ce que tu fais là !» Mon copain René n'y comprenait rien. Depuis quelques années, il m'examinait de loin. Le cégep nous avait rapprochés. Il me déposait chaque semaine, un brin mystifié, devant le portail de cette grande maison victorienne. René le doux, René si triste, renfermé et délicat, m'avait offert sa moto pour mes vingt ans. Du deuxième étage, j'y étais allée à tâtons, les yeux bandés. Elle était au bout du ruban blanc. Il me jouait de la guitare, m'emmenait au resto entre deux cours, me disait tout sur les nuages : cumulus, stratus, cirrus... Était-il amoureux ?

Futur contrôleur aérien, il était toujours dans ses livres. Quelle discipline, pour moi qui n'étais que dispersion : en moins de temps qu'il n'en fallait pour le dire, je m'emballais pour une chose et son contraire. À un moment donné, j'avais cumulé six mois de clarinette, quatre mois de judo, une moitié de cours en astronomie. Je butinais dangereusement. Ce qui inquiétait papa au plus haut point. Qui craignait que je ne termine pas mon bac !

Et voilà que, quelques jours plus tard, le pape échappait à un attentat. Je marchais vers l'autobus, affolée, la radio dans les oreilles. Ce grand barbu, devant le Perrette de la rue Laurier, c'était bien Steven, mon guide.

— Sapristi, tu as entendu ça ? Le pape ; il s'est fait tirer !

— Oui, et puis ?

Mon angoisse n'était manifestement pas contagieuse.

— C'est terrible, Steven. Voyons, penses-y !

— Mais non, Sophie, *Karma is Karma*. C'était écrit, c'était dans son plan de vie.

Nom d'une Bobinette, mais qu'est-ce qu'il racontait? Je voulais bien être réceptive, mais ce fatalisme me désarçonnait. Y aurait-il donc, dans cette création, ceux qui savent et ceux qui doutent? Ceux qui planent et ceux qui rament? «Allez, Sophie, à la prochaine!»

Il n'allait plus y avoir de prochaine. Voilà qui venait ajouter un doute à la longue liste de ceux que je nourrissais déjà. D'autant plus que j'avais du mal à gober cet élitisme gênant: «Tu es ici parce que tu le mérites. Tu as été choisie; tant d'appelés, si peu d'élus.» Très peu pour moi, merci. L'ontologie, ça venait de finir!

Au cours de la même période, maman décida à son tour d'y aller d'une révélation d'initiés en mettant fin au secret familial des Thibault qui traînait dans le paysage depuis quinze ans. Elle nous apprit, à Luc et à moi, qu'oncle Jules, le plus jeune frère de papa, s'était suicidé. À trente-quatre ans, maniacodépressif, il s'était pendu avec le fil de son fer à repasser au-dessus de l'escalier de service. La nouvelle me coupa le souffle. Maman avait sa petite explication: Jules, castré par une mère toute-puissante, grand-mère Rachel, avait épousé une réplique de sa génitrice. La culpabilité et la faiblesse avaient fait le reste. Papa était furieux de l'initiative de sa femme rebelle. Il piqua une sainte colère et la menaça de tous les châtiments du ciel. Il y avait décidément toutes sortes de squelettes dans nos placards familiaux...

Bohème féministe

Le référendum de 1980 me donna des idées. C'était l'heure des choix – *tempus fugit* –, je dis OUI à la liberté, fuis la maison, abandonnai le doux confort de ma chambre avec balcon.

Premiers pas dans le vrai monde ; il fallait que j'aille voir ailleurs si j'y étais. Comme tu disais, maman : « On ne fait pas d'omelettes sans casser des œufs ! »

Mais toi, tu ne cassais plus rien, depuis un certain temps. Plus de cris, plus de protestations, plus de crises de rage. Qu'un silence de mort en forme de sparadrap sur la bouche : « Je suis toujours dans le champ de patates et je vous fais mal. Votre père trouve que j'en dis trop, alors je me la boucle ! » Cette nouvelle résolution rimait avec punition : il y avait dans ce mutisme une volonté très claire de nous envoyer chez le diable : « Vous ne me comprenez pas, vous n'avez pas pitié. Eh bien, séchez donc ! »

Elle se l'est fermée et moi, j'ai décampé. Déchirure pleinement assumée. Je me retrouvai dans un logement vétuste de l'est de la ville, avec deux colocs et un amour naissant qui n'avait rien pour s'attirer la bénédiction paternelle. Adieu, la ouate outre-montaise. Vive la rue Sainte-Catherine, le beurre d'arachide et l'Armée du Salut pour renouveler ma garde-robe ! Je payais mes cours de psycho à l'Université de Montréal en travaillant à temps partiel pour des maisons de sondage et, en même temps, pour le McDonald's du centre-ville.

Ainsi, tous les mardis soir, je me retrouvais au téléphone. Ma tâche était plutôt simple : séduire le sondé, m'inviter poliment entre l'entrée et le dessert, le faire rire, l'appâter subtilement et le saisir comme une truite, jusqu'à ce qu'il ait craché sa dernière opinion. « Préférez-vous le papier hygiénique trois plis ? » « Votre poulet, blanc ou brun ? » Je les aimais, mes sondés ainsi révélés, confiants, les tripes à l'air. J'étirais cependant un peu trop les coups de sonde – « Ah oui, votre fille est déprimée ? » – au goût de mes patrons, qui voulaient de la p-e-r-f-o-r-m-a-n-c-e : « Laisse faire les politesses, Sophie. Va droit au but ; il va voter *oui* ou *non* ? »

J'avais également du mal avec l'autorité. Au McDo, je n'étais pas capable de terminer invariablement mes transactions par : « Un chausson avec ça ? » Je posais trop de questions aux clients, perdais de précieuses ventes de sundaes, ce qui m'éloignait définitivement du statut convoité par tous d'*Employé du mois*. Par chance, peu de temps après, je me fis embaucher au Café du parc. Dans mes jolies robes d'hôtesse, je recevais mes clients affamés, affable, sourire béat, soucieuse de leur bonheur à table. Je leur flambais sous le nez des cafés brésiliens, leur brassais élégamment la salade César : « Un peu plus de câpres, cher monsieur ? »

Entre autres clients, il y avait les pilotes de Swiss Air, si distingués dans leurs costards impeccables quatre étoiles et cravate prune. Si maman les avait vus, ces beaux grands capitaines, ils auraient sûrement trouvé grâce à ses yeux. Élégants, en contrôle, la tempe juste assez grise, mais surtout, si virils ! Ces gens de l'air avaient un succès fou auprès de mes collègues serveurs. Parmi eux, Pierre, l'intellectuel du Café, éternel rejeté, les baguettes en l'air, qui se faisait invariablement éconduire. Puis le vieux Gaston, qui me dégoûtait – les yeux éteints, les cheveux gris, la lèvre méprisante –, Gaston bec-de-lièvre, qui voyageait sans cesse au Mexique pour collectionner les ados. Et Alain, le chef de meute, élégant maître d'hôtel, dont l'esprit et l'humour séduisaient la galerie.

Ma nouvelle vie se conjuguait au rythme des week-ends. Les études, le resto et les bars. Où je flambais allègrement mes pourboires : « Allez, c'est ma tournée ! » Les garçons du Café du parc me faisaient découvrir la vie nocturne. Je me fondais dans cette faune urbaine et bigarrée, qui se tordait de plaisir sur la cadence disco. ♪ *I love to love* ♪ J'adorais le plancher de danse, cette obscurité, cette fureur de vivre. C'était mon voyage au bout de la nuit.

D'autre part, rien n'allait plus dans mon habitation à usagers multiples. La vie m'emmena ailleurs, vers l'ouest, rue Barclay, dans un trois et demie minable, au cœur d'un quartier digne de l'ONU. Mes voisins étaient Thaïlandais, Bangladais, Coréens, Jamaïcains. Je me complaisais dans ma misère et ramassais les vieux meubles défaits dans les ordures du mardi pour me fabriquer, sur mesure, divans et bureaux honorables.

Moi qui n'avais connu que le confort douillet de la bourgeoisie d'Outremont, le choc était brutal. Je me retrouvais plongée dans un ghetto de pauvreté sans pareil. Tout autour, l'indigence, le chaos, le visage de la misère noire. Très noire. Je me sentais déracinée, en deuil de mes rêves, de mes images d'Épinal. La saveur amère des illusions perdues. Ma mère avait raison de le décliner sur tous les tons : le monde est dur, impitoyable, injuste, incompréhensible. Je finis par me rallier à sa vision des choses. Quarante ans après elle, après son époque de tartes au ketchup et de pudding chômeur, voilà que j'étais entourée de «guenilloux pleins d'poux», à manger des sandwiches aux bananes.

Ballottée de la sorte dans des courants contraires, je prenais soudainement sur mon dos le sort de la moitié rose de l'humanité : femmes battues, harpies, péripatéticiennes, mères plus que parfaites… Mes lectures féministes eurent tôt fait de sceller ce pacte inconscient avec moi-même. À travers les nouveaux best-sellers revendicateurs, je faisais connaissance avec la romancière française Benoîte Groult qui, dans son roman *Ainsi soit-elle*, invitait les femmes réduites au chuchotement et à la soumission à se tenir debout dans cet univers masculin omniprésent. Elle faisait l'inventaire de toutes les injustices passées et présentes en reprenant à son compte le célèbre appel à la mobilisation : «Aux armes, camarades ! »

Le sociologue Georges Falconnet détruisait le mythe de la libération sexuelle à travers les pages de *La fabrication des mâles*. Comment conjuguer le conjugal? Qu'est-ce que l'égalité? La possession, la puissance et le pouvoir: l'apanage exclusif des hommes? En tournant les pages de *La petite différence et ses grandes conséquences* d'Alice Schwarzer, je me familiarisais avec l'oppression sexuelle qu'avaient connue les femmes. Dans le même élan, je faisais mienne cette nouvelle *Parole de femme* proclamée par Annie Leclerc, qui rendait justice à celles qui n'allaient jamais être propriétaires, conquérantes ou maîtresses.

Une formidable révolution était en marche et m'emportait sur son passage. Je suis devenue membre du comité des femmes. Ma rébellion passa également par les cheveux. Inspirée par Annie Lennox et la mode des années 1980, je passai les ciseaux dans ma longue tignasse et j'adoptai la coupe androgyne. Mais mes élans libérateurs ne furent pas appréciés partout de la même façon. Avenue McNider, je provoquai un véritable traumatisme familial. Ma tonsure, c'était le ciel qui leur tombait sur la tête. Mon frère en fit presque une attaque d'apoplexie!

Lorsqu'on y regarde de plus près, apparemment, je faisais tout pour avoir l'air d'un pou à côté de cette *sur-mère* qui pouvait séduire un poteau de téléphone! Elle plaisait, elle charmait, faisait la roue, minaudait, fascinait et ensorcelait comme la belle du *Misanthrope*, alors qu'il n'y avait pas une once de coquetterie en moi. Inconsciemment, j'ai dû baisser les bras et rendre les armes à ma Célimène de mère!

Sauvée des mots

C'est d'ailleurs le moment qu'elle choisit pour se rappeler à mon bon souvenir. Elle qui me boudait depuis que j'avais osé l'abandonner.

— Sophie, tu vas bien ?

— Ma foi, oui ; ça peut aller.

— Tu sais, ton père n'est pas très bien.

— …

— Il est revenu de l'hôpital hier. Magané ; épuisé. La bronchite.

— Pourquoi ne pas m'avoir appelée avant ?

— On ne voulait pas te déranger. Mais ça va mieux, maintenant…

J'entendis le reproche à peine voilé. Ma mère était passée maître dans l'art du double message. Papa, lui, avait raffiné l'art de souffrir en silence. S'était-il donc autorisé une pause maladie ?

Il n'y avait pourtant pas de place pour deux impotents dans cette maisonnée. Pas plus que dans mon esprit, d'ailleurs. Deux grabataires, c'était effectivement trop pour mon inconscient esquinté. Les bobos, j'en avais assez vus. Je sentis alors le besoin de prendre mes jambes à mon cou, de faire jambe de bois, de quitter sans payer. Le message était clair : je n'y étais plus pour personne.

D'autant que j'avais déjà ma propre dose de misère. L'amour de ma vie était alcoolique, cleptomane, d'une violence aussi occasionnelle que surprenante. Une pauvre âme égarée à sauver de la noyade. Avait fait deux tentatives de suicide, ne pouvait pas garder un emploi plus de six mois et s'était fait édenter pour une histoire de migraines récurrentes. Toutes les urgences de la ville nous connaissaient. J'étais tombée sur un beau numéro de personnalité *borderline*. L'amour comme une pièce de théâtre tragicomique. Il n'y avait plus une once de compassion en moi.

Mais je ne pus déclarer forfait bien longtemps à mes repères familiaux. Après la bronchite de papa, on transféra maman de toute urgence à l'hôpital Royal Victoria. Fiévreuse, abattue. Une pneumonie virale atypique. Au bout du fil, papa me décrivait le portrait de celle qui venait de perdre pied :

— Ta mère n'a plus de fièvre, mais elle a perdu des forces.

— Tant que ça ?

— La paralysie a monté jusqu'à la taille et son bras gauche n'est plus bon à rien.

Dans mon studio étouffant de la rue Hutchison, où je venais d'emménager, il m'a semblé que les murs se resserraient autour de moi.

— Qu'est-ce qu'on peut faire ?

— Viens la voir, peut-être ? Ça fait longtemps…

Enfourchai mon Vélosolex, grimpai l'avenue du Parc, passai devant le monument de Sir George-Étienne Cartier et montai quatre à quatre les marches. Maman était affalée de tout son long sur son couvre-pied gorge-de-pigeon, les cheveux en bataille, l'oreille aux aguets. Papa l'avait lavée, maquillée. Elle avait le visage fermé, imperméable à toute émotion.

— Tiens, une revenante !

— Bon, ça va, maman. Comment tu te sens ?

— Mal à l'âme, mal aux fesses, marre de tout…

Je voyais bien son épuisement. La pneumonie avait frappé fort, en plein dans le mille. Là où il lui restait deux ou trois brins d'énergie et un soupçon de fierté. Elle jeta un regard au loin, par-delà la cime des arbres de la cour arrière. Pas besoin d'un dessin pour décoder le message : « Qu'est-ce que tu

deviens, ma fille ? Tu ne me donnes plus de tes nouvelles. »
Mais l'alibi était prêt : « J'ai un gros semestre à l'université. Et
puis, ce travail à temps plein, ou presque, tu comprends... » Je
me trouvai des défaites. Tout, sauf lui avouer que je ressentais
l'urgence de fuir le mauvais sort, de m'activer dans ma propre
schnout pour mieux oublier : « Et toi, maman, qu'est-ce que tu
vas faire, *amanchée* comme ça ? »

« Je vais survivre. Il me reste un index pour la dactylo, un
coussin gel pour mes fesses en sang, des attelles pour mes
mollets mollassons. Mieux que ça, tu meurs ! Est-ce que mon
nouveau rouge à lèvres te plaît ? » J'éclatai de rire. L'humour
de la survivante avait de nouveau porté.

— Je t'aime, ma fille.

— Moi aussi, maman.

— Viens que je t'embrasse !

— Non, pas sur la bouche.

J'avais peur qu'elle me mange tout rond, qu'elle me phago-
cyte, que je disparaisse avalée par cette mère mal-aimée.
J'avais parfois la tenace impression qu'elle attendait de celle
qu'elle avait mise au monde tout l'amour qu'elle n'avait pas
reçu de sa propre génitrice. Quelle curieuse manie, embrasser
tout le monde sur la bouche ; y compris sa propre fille !

Cet été-là, à la faveur d'un déménagement parental, je suis
retournée vivre auprès de ma mante religieuse de mère. Paralysie oblige. La sienne et la mienne ! Mes premières amours
étaient allées choir sur un iceberg. Trois ans d'errements.
J'étais devenue une ramancheuse professionnelle, une soignante qui répare tout le monde, une bienfaitrice sentimentale au service des causes désespérées : « Amour-secours,
bonjour ! »

J'étais de celles qui aimaient trop, qui donnaient trop et
qui s'enivraient du plaisir de s'oublier. Pire : d'être rejetée,

piétinée. Ma foi, étais-je devenue maso ? Comme mon père, je m'étais éprise d'un être brisé en mille miettes. À bien y penser, ne serions-nous pas que des rats de laboratoire, condamnés à répéter sans cesse les mêmes scénarios, au fond de nos labyrinthes ? La répétition compulsive ; deuxième semestre de mon cours de psycho. Voilà que j'étais devenue un objet d'étude pour moi-même. Affolant !

Dans notre nouveau duplex de briques blanches – à deux pas de l'hôpital Sainte-Justine –, nous étions enfin au rez-de-chaussée. Papa n'avait plus à transporter maman à bout de bras ; un ascenseur la grimpait au palier. Monique roulait maintenant en trottinette électrique ; défonçait les murs, reculait contre la table, percutait le lit. Mais sa joie était réelle : son fauteuil lui donnait des airs de riche paresseuse. La coquette retrouvait son élégance perdue. Le téléphone sonnait : « Je le prends ! » Elle filait à toute allure, telle une adolescente en mal de contacts, vers la liberté au bout du fil.

D'un mouvement du pouce, elle s'approchait du bar, se versait son scotch quotidien et s'amarrait à son nouvel ordinateur pour l'après-midi. Je rentrais de l'université – « Allô maman ! » – les effluves de son dernier parfum emplissaient la maisonnée. Elle tapait d'un seul doigt, inlassablement, des heures durant. « Mon livre sort bientôt ; j'ai tellement hâte. J'ai fini d'attendre. J'attends tout le temps. Je te l'avais dit, ma fille : Capricorne, c'est le signe des vocations tardives ! »

Une journaliste du magazine *Vivre* vint à la maison l'interviewer. Elle se fit intarissable : sa maladie, son bouquin, son mari dévoué qui venait manger avec elle chaque midi que le bon Dieu amenait. Elle reprenait vie, papillonnait des paupières, se faisait plus grosse que le bœuf. Les projecteurs soudain braqués sur sa terreur : « Laissez-moi seule. La journaliste et le photographe ont besoin de silence ! »

Elle avait depuis longtemps assimilé l'idée que l'intelligence de l'infirmité est formée d'opportunisme et de manipulation. Vite, vite, faire place nette pour rendre gloire à son talent. Tout le monde à ses pieds : la comtesse passait, les vassaux devaient se prosterner. Papa, Luc et moi, assujettis à ses moindres désirs. Étrange mixture maternelle : un moi poreux, friable. Et ce réflexe aiguisé, passé à la meule, de survivante narcissique qui tranche tout au couteau. J'en conviens, j'aimais parfois la prendre en grippe. Même si, à la première pensée malveillante, je m'offrais tout de go une séance d'autoflagellation : mère infirme, tu respecteras…

Son premier livre – *Quelle douleur !* – vit le jour cette année-là. Succès bœuf : entrevues dans les journaux, à la télé. Des critiques dithyrambiques : « Une voix nouvelle dans la littérature québécoise. » On la comparait à Réjean Ducharme. Je n'eus d'autre choix que de convenir que ma mère avait du talent. Nous avions pourtant tous douté de ses grands airs d'écrivaine. Comment pouvait-elle, ratatinée sur son nombril, les fesses brûlantes, dans son univers étriqué et sa vie à temps partiel, accoucher d'un bouquin digne d'intérêt ?

Ses thèmes préférés et obsessionnels – la hargne maternelle, l'abandon, la méchanceté, l'amour –, qu'elle nous rabâchait avec insistance depuis des lunes, pouvaient-ils vraiment constituer la base d'un livre à succès ? Les sceptiques avaient été diablement confondus. J'ai lu le livre d'une traite, cette nuit-là. Et pleurai toutes les larmes de mon corps sur le destin tragique de Rita. Sur l'abîme de larmes et de sang de ce personnage, alter ego de cette auteure qui me tenait lieu de mère.

Bac au dos

Je me suis finalement résignée à une absence de mère. Habituée à faire fi de mes besoins, de mes fragilités, de mes bobos. Tous hérités du paternel, d'ailleurs : les yeux rouges, les chalazions, les orgelets, les blépharites. Début vingtaine, lasse de ma collection de boutons purulents – quatre à chaque œil –, je me pris en main : « Maman, je vais me faire opérer ! » Faisons-la languir ; c'est toujours bon de voir à quel point on tient à nous… « Où ça ? Et pour quoi ? Mais enfin, t'es malade ? » Amusant d'inverser les rôles.

— Il faut que je nettoie mon regard ; tu m'as vu les yeux ?

— Et si tu les avais protégés aussi, au lieu de les nettoyer avec l'œillère d'Optrex de ton père.

— Maman, je n'ai pas besoin de tes reproches, là…

— Ma fille, il y a des choses que tu ne veux pas voir.

— Oh maman ! Épargne-moi ta psychologie à cinq cents, veux-tu ?

— Mais qui va t'accompagner ?

— Je trouverai bien.

Et je trouvai tante Thérèse, son amie du mardi, fournisseuse officielle de sucre à la crème et autres douceurs pour l'âme. Fidèle tante Thérèse qui allait régulièrement faire son brin de jasette avec elle.

— Ma tante, je vais revenir aveugle de l'hôpital ; vous voulez me servir de canne blanche ?

— Mais oui, ma Sophie ! Quand tu veux.

On m'a donc crevé les boules, nettoyé les cils, débarrassée de mes excroissances paternelles. Les yeux bandés, je suis revenue à la maison au bras de ma mère substitut. Un peu déçue de n'avoir pas trouvé d'affection compatissante, plus doucereuse, qui aurait commandé la pitié la plus extrême. À tout le moins quelques soucis, sinon quelques tracas. De quoi m'attirer un peu d'attention, pour quelques semaines. Mais ce fut peine perdue; au rayon des maladies, maman était dure à battre!

Puis à la mi-vingtaine, nouveau départ du nid familial; en espérant que ce soit le bon. J'atterris à ville Mont-Royal. Ma chère! Après la grosse misère relationnelle, voilà que la générosité, la gentillesse et l'opulence étaient au rendez-vous. Le rat numéro 2 avait décidé d'expérimenter un nouveau couloir du casse-tête. J'avais la ferme intention, cette fois, d'être aimée, aidée, approuvée. Mais je sentais bien que ma mère absente pour cause de maladie avait semé en moi quelques graines de peur. Peur, entre autres, de souffrir en m'attachant, à laquelle s'ajoutait une nette tendance à la fuite en avant quand les choses se corsaient. Il m'arrivait effectivement de rompre par anticipation, de travailler ardemment au détachement quand la crainte de perdre me paralysait. Avais-je secrètement peur de la dépendance, le pays d'adoption de ma mère?

Même si, en matière d'affect, je me relevais aussi rapidement que j'étais tombée, en amour comme en amitié, mes ruptures étaient totales, violentes et définitives. Dans le jargon étudié en psycho, on appelle cela de la répression imaginaire. Piaget aurait dit de moi que je n'avais pas encore acquis la permanence de l'objet, cette belle assurance du poupon qui sait enfin que l'objet d'amour ne disparaît pas à jamais lorsqu'il sort de son champ de vision.

Premier arrachement d'adulte. Je décidai qu'il y aurait un océan, un vrai, entre l'objet et moi-même. Je partis pour la Grèce, sac au dos. Véritable traversée vers la liberté convoitée. Au départ, ce fut le dépaysement total: à gauche, à droite, des dizaines d'affiches incompréhensibles. Je débarquai au cœur des élections législatives de juin, parmi des hordes de Grecs mobilisés de toutes parts. Au milieu de cette foule, je parvins à dénicher mon petit hôtel. Et cette nuit-là, dans mes draps humides, l'angoisse revint me ronger.

Sept mille kilomètres nous séparaient soudain : « Maman, où es-tu ? Ai-je droit au plaisir, aux distractions ? À la vie ? » À moi, la culpabilité, ce sentiment irrationnel qui nous tient éloignés du bonheur. Jusque-là, j'avais toujours vécu pour veiller à sa survie. Mais là, le temps de quelques semaines, j'avais décidé de mettre son « je » sur pause. « Puis-je découvrir le monde pendant que tu t'en tiens à tes quatre murs de l'avenue Northmount ? » Toi, si immobile ; moi, si libre et si loin. Soudain, le vertige dans mon cœur...

« Maman, tu devrais voir, c'est tellement beau ! » Si j'avais pu lui donner mes yeux pour qu'elle puisse contempler l'Acropole, verser une larme sur l'immensité de la mer Égée, prendre en photo ce petit Grec sur sa mule. Mais c'était peine perdue et larmes gaspillées : elle détestait les voyages, l'avion lui foutait la trouille et le monde l'angoissait. Était-ce que son univers – les enfants, son mari, sa maison, son imagination, ses joies passagères, ses illuminations – lui suffisait ? Elle semblait prête à se contenter des destinations rapprochées auxquelles la retenaient ses roulettes, dans la salle d'attente de sa vie...

Je finis par comprendre, cet été-là, pourquoi ma liesse n'était jamais totale, pourquoi j'avais toujours un pied sur le frein quand j'aurais dû accélérer dans les virages : ma mère-miroir n'avait pas de vie. Alors, de quel droit aurais-je pu en avoir une ?

L'année suivante, elle récidiva. Son bouquin *Amorosa* vit le jour. « C'est mon préféré », dit-elle. Plus d'un critique abondèrent dans le même sens : « Ce second roman de Monique

Larouche-Thibault vient confirmer le talent découvert dans l'étonnant *Quelle douleur !* Une œuvre qu'il faut surtout lire pour goûter et apprécier un style littéraire qui ne ressemble à aucun autre dans la littérature québécoise. » Michel Laurin, *Nos livres*, novembre 1986. « Ce que Monique Larouche-Thibault aime par-dessus tout, c'est écrire. Et elle le fait splendidement. Le style est vif et le débit est rapide. […] habile à dépouiller les gens de leur enveloppe fragile qui est celle même de leur malheur. » Jean-Claude Dussault, *La Presse*, 14 juin 1986. « L'auteure possède à fond l'art de dire moins pour exprimer plus, un art qui n'appartient peut-être qu'à ceux et celles qui savent vraiment écrire. » *La Gazette des femmes*, novembre-décembre 1986.

Moi aussi, je finis par déposer cahiers et crayons. Après cinq ans de labeur, je terminai enfin mon bac. Arrivèrent alors l'examen de maîtrise en clinique et son test crucial : la simulation d'entrevue. Devant moi, un faux patient dans la cinquantaine, qui faisait face à son troisième divorce. À tribord, une brochette de profs attentifs, aux aguets derrière le miroir unidirectionnel, qui mesuraient ma capacité d'écoute et mes réflexes thérapeutiques. Je perdis mes moyens. Qui étais-je, du haut de mes vingt-cinq ans, pour être d'un quelconque secours à un homme mûr aux prises avec ses démons ? Je transformai l'activité en une farce monumentale, rigolai, banalisai l'exercice. Me fis recaler. Me retrouvai sans avenir clinique et pratique. Allais-je être condamnée à étudier l'intelligence des singes ? J'en tirai ma propre conclusion générale : les psychologues n'avaient pas le sens de l'humour !

Vocation tardive

Je voulais pourtant gagner ma vie; et même, si possible, laisser une petite trace derrière moi. Un lundi soir de mai, je me retrouvai en famille. Et pris les commandes du menu: bœuf bourguignon, Brouilly, choux à la crème. Me suis dit que ça les changerait du macaroni de papa, en panne d'inspiration depuis quelque temps.

— Tu te rappelles ton vidéojournal artisanal? me demanda-t-il. Tu avais vraiment ce qu'il fallait: présence à la caméra, talent d'écriture, originalité. Pourquoi tu n'essaierais pas le journalisme?

— Voyons papa, pas à vingt-cinq ans! Avec, en poche, un bac en psycho.

— Ça s'apprend sur le tas, ce métier-là, ma fille.

— Il est trop tard.

— Il n'est jamais trop tard pour se réaliser. Tiens, regarde cette annonce: un certificat à l'Université de Montréal. En un an, tu aurais une formation de base.

— On verra…

Je sautai finalement dans le train, en septembre. Et ce fut le coup de foudre absolu. La voie paternelle s'était imposée d'elle-même, dans tous les recoins de ma vie. J'étudiai la presse télévisée avec deux vedettes du *Point*; la radio, l'écrit avec des journalistes de Radio-Canada. J'entrai à CINQ FM Radio Centre-Ville, pour découvrir le journalisme engagé, politisé, à mille lieues des grands principes d'objectivité de mon père. J'aimais la radio parce qu'elle était intime, secrète, rapide et efficace. Les caméras, elles, me faisaient peur; je craignais qu'elles me dévoilent, me mettent à nu.

J'ajoutai également une corde à mon arc: Promédia, une école de radio et d'élocution tenue par le journaliste Pierre

Dufault. Quatre mois de plaisir et de découvertes. J'y croisai des patrons de presse, des artisans du métier, des rédacteurs et des animateurs qui me confirmèrent tous que le journalisme m'appelait et qu'il mènerait à tout à condition d'y entrer. Mais je devais composer avec le paradoxe de l'œuf ou de la poule : on y embauche que des gens qui ont déjà un certain bagage. Alors comment acquérir cette expérience quand les patrons repoussent la jeunesse ? J'expédiai des C.V. partout. À TQS, Guy Fournier me renvoya une belle lettre signée de sa main : c'était non. Denise Bombardier avait besoin d'une recherchiste chevronnée, pas d'une pomme verte !

Sur quelques bouts de papier griffonnés, maman m'encourageait, moi qui me sentais comme une crotte de nez : *Cher trou de beigne de mon cœur, ne te laisse pas abattre. Tu leur montreras bien à tous, un jour, ce que tu recèles en toi de fantaisie, d'originalité, d'inventivité. Persévère, fonce, incruste-toi. Ton père t'a sûrement transmis ses gènes combatifs ! Mais comment t'insuffler confiance en toi quand j'en manque tant moi-même ? Je t'embrasse, ô prunelle de mes yeux !* À Radio-Canada, on voulut bien m'offrir ma chance, mais à Windsor ou Regina. C'est là que ma mère malade me servit d'alibi : « Non, je n'irai pas m'expatrier, telle une sans-cœur, loin de l'objet de mon souci. Je vous remercie. »

Mère à la page

N'exister que sur papier a ses avantages pour une grabataire : pas d'affrontements avec autrui, pas de responsabilités, une sorte de *bébéisme* à jet continu, quoi. Si j'avais possédé un peu de poudre de perlimpinpin, je lui en aurais lancé au visage. Et là, miracle, elle se serait redressée sur ses jambes, aurait couru jusqu'à la porte, l'aurait ouverte à toute volée, et… Mais j'étais bien consciente qu'il ne s'agissait que d'un rêve. Elle devait accepter ses limites et poursuivre ses stations sur le ventre.

Les activités littéraires de ma mère divisaient cependant ses jours en autant de moments forts. Une nouvelle page le matin pour enrichir le dernier-né de ses projets : le récit de sa maladie, telle que vécue à deux : *Je vivrai longtemps dans le cœur de mes enfants, moi qui ai été une telle nouille au commencement de leurs âges !* Sans que la chose ait été ébruitée, papa l'avait menacée de divorce si elle osait présenter son manuscrit à un éditeur : « Ce que tu racontes sur moi est odieux. Tu dépeins un homme qui n'a rien à voir avec ce que je suis. C'est un brûlot féministe délirant ! »

Agacée, elle n'avait fait qu'à sa tête et notre voisin critique littéraire avait été saisi du roman où elle le hachait menu. Papa, humilié, hors de lui, avait raisonné le chroniqueur redouté et ramené le brouillon à la maison sans plus de manières. Ils avaient failli jeter la serviette chez le médiateur familial le plus près. On ne l'a su, Luc et moi, que quinze ans plus tard.

Monique griffonnait également chaque jour une lettre ou deux, pour ses amies, Dominique ou sœur Claire, compagnes d'infortune tout aussi sclérosées. Sans compter sa correspondance avec moi. Cette année-là, elle avait décidé de m'écrire. Ça la distrayait, à ce qu'elle disait. Ça lui gardait les idées en place et le doigt olympique. Ma mère était un véritable flot de mots, une encyclopédie du vouloir-vivre. *Tu comprends mon dilemme : ne pas être indiscrète, ne pas être niaise, ne pas t'importuner, tout en m'impliquant dans ta vie en tant que mère qui t'aime… D'un délicat, comme si je marchais sur des œufs ! Je t'embrasse, ô joie de mes jours !*

Tout était prétexte à une quelconque observation. Comme le décès de René Lévesque. *À titre de président du Conseil de* presse, ton père devra composer une lettre d'hommage. *Tabarouette que je fais des fautes ; mon cerveau a des ratés. Il fait beau aujourd'hui. Papa est parti jogger. Quel homme fort pour son âge. La mort de Lévesque doit l'éprouver, je le jurerais. Mais il ne dit rien. Ils sont, à trois mois près, du même âge. J'en ai marre d'attendre des nouvelles des éditeurs. Denise Bombardier m'a semoncée : « Vous êtes trop pressée. » Cela dit, je t'embrasse de tout l'amour que je te porte. Comment gros, mon amour ? Gros comme la Terre !*

Ses missives me parvenaient avec la régularité d'une montre suisse. Pour moi qui m'initiais lentement à l'univers de l'information, j'avais droit à un compte rendu quotidien des activités de la maisonnée. *Hier soir, notre fidèle Lise me gardait, pendant que ton père faisait des emplettes, comme d'habitude. C'est fou ce qu'il y a à acheter ! Ce soir, Gaby va me garder. Oh Sof, parfois, j'en ai marre ! Seulement parfois. Pas souvent. Alors, j'engueule ma mère : « Saleté de saleté ! » Pour rien, d'ailleurs. À quoi ça sert ? Mal aux fesses, je vais me coucher. Mille et un baisers à toi.*

Elle rédigeait chacune de ses lettres d'un seul index, d'un tac tac incessant et lambin sur son clavier. *Une prothèse pour ma main ? JAMAIS ! Imagine l'illogisme que ce serait de l'exhiber, moi qui porte de savants pantalons fuseau avec élastique pour cacher mes horribles barres de fer ; qui refuse sauvagement l'espèce de grue qui me mènerait, tel un veau à l'abattoir, dans le bain. J'exposerais à la vue de tous ma poigne de fer ; allons donc ! Mes muscles sont morts – yak ! –, oublions-les, cachons-les élégamment sous mon autre main, la bonne, ma vaillante main droite. Point d'exclamation ! Je t'aime, un peu plus qu'hier, moins que demain.*

Nous étions donc deux à prendre la plume puisque, de mon côté, j'écrivais quelques articles pour le journal étudiant. Je rédigeai aussi un papier pratique sur les néons dans *Protégez-vous* et un aide-mémoire pour les futures mariées dans un spécial de *Clin d'œil*. J'accouchai de plus d'un texte sur Janette

Bertrand pour *La Vie en rose*, mais le magazine rendit l'âme dix jours avant sa parution. J'adorais écrire, c'était indubitable.

Puis un jour, alors que la neige, poussée par la rafale, tombait en suivant la ligne d'horizon :

— Viens t'étendre avec la marquise de Pompadour, on a plein de choses à se dire.

— Oui, maman.

— Tu sais que je souffre du visage ?

— Où dis-tu ? Comment ça ?

— Je fais une névralgie essentielle du trijumeau.

— Hein ? Qu'est-ce que ça mange en hiver ?

— On appelle ça un tic douloureux. Ça me brûle le visage !

— C'est lié à ta sclérose, cette nouvelle affaire ?

— Sais pas. Mais je n'ai pas les nerfs en pleine forme, alors... Mais hier, au *Point*, ils parlaient de la guérison possible de la sclérose. Un certain docteur Le Gac et ses rickettsies. Tu parles...

Ah oui, sa sclérose, je l'avais presque oubliée. Déni ou habitude ? C'était tellement lent, sa dégringolade, que j'étais parfois portée à croire qu'elle continuait d'escalader sa montagne comme si de rien n'était, solidement chevillée au roc, entortillée dans son harnais. Manière de se protéger du souci, de mettre à pause la machine à générer l'inquiétude. Mais de temps à autre, un signal d'alarme apparaissait. Son corps devenait soudainement lieu de protestation : ce tic au visage, ses jambes qui figeaient, cette pneumonie qui l'avait surprise. La maladie la rappelait alors à notre bon souvenir. Et elle redevenait terriblement mortelle.

Après moult démarches pour atteindre une nouvelle longueur d'onde, une radio communautaire de Châteauguay m'ouvrit ses portes. J'y animai *Signature*, une émission musicale, tous les mercredis soir. Je m'amusais comme une folle. J'ajoutai un segment sur la musique de films et organisai des concours. Un jour, avec la voix cassante et incertaine de mes vingt-six ans, je lançai à mes 53 auditeurs : « Ce soir, je fais tirer des livres. La troisième personne qui appelle recevra le dernier Goncourt ! » Je surveillai anxieusement la console pendant des heures. Sans succès. Mon public en délire avait mieux à faire ! Même maman ne me recevait pas, en dépit de ses efforts. Elle avait beau tenir l'antenne à trois mains, Montréal, c'était trop loin pour notre rachitique puissance d'émission.

J'acceptai entre-temps le tournage d'une série sur les jeunes scientifiques pour *Via le monde*. Les labos et la jeunesse n'allaient plus avoir aucun secret pour moi. Maman suivait ma progression, en continuant de recourir au papier à lettres pour se soustraire à son ennui : *Je note sur le calendrier tes futures apparitions, canal 26. Que tu es jolie, avec tes yeux d'extraterrestre ! Et quelle belle aventure, cette émission. Toute une différence avec les journalistes d'autrefois qui commençaient immanquablement par les chiens écrasés ou, comme ce fut mon cas parce que j'étais une femme, par les défilés de mode organisés par Eaton, Morgan ou Holt Renfrew. Je me revois encore, le canapé à la main et le martini avec olive fourrée de piment rouge. Ah ! Que nous étions fières d'afficher le coupe-file, de passer avant toutes ces élégantes qui attendaient que les portes s'ouvrent. J'aurai soixante ans jeudi. Tout un bail, avoue ! Mais assez jaspiné maintenant ; j'ai mal à mon index vaillant. Coucouche panier ! Je t'embrasse de toute ma tendresse maladroite et refoulée.*

Affectations méritoires

Puis arriva le grand jour, en même temps que le printemps. Pierre Dufault me proposa d'aller offrir ma tête à Télé-Métropole qui se cherchait de nouveaux talents. C'était l'époque des grands chambardements au sein de la station sise au coin du boulevard De Maisonneuve et de la rue Alexandre-DeSève. Je n'avais aucune expérience de journalisme télé, mais mon poste à CHAI-FM me donnait les moyens de prendre les choses avec un grain de sel.

« Bonjour, madame Thibault, je suis Pierre Bruneau. » À ma droite, le vénéré chef d'antenne du Canal 10. Devant moi, trois caméras et des télésouffleurs. Je n'avais jamais vu ça dans mes cours de journalisme. J'ai lu un bulletin de nouvelles trafiqué avec mon illustre voisin, en duo, dans la bonne humeur et la légèreté. « Vous êtes très bon, je vous engage ! » que je lui ai dit, impertinente. Mais qu'est-ce qui m'a pris ? Toujours cette haine des tests et des mises à l'épreuve. Cet inconfort dans la compétition. C'est exténuant, se tuer à être la première !

Le réalisateur avait l'air très impressionné d'apprendre que mon père avait été le grand patron de l'information pour la société d'État. Ma foi, si ça m'avait desservie lorsque je m'étais présentée à Radio-Canada, peut-être que c'était en train de me servir au royaume de Patof ? Deux semaines plus tard, on m'engageait : journaliste recrue pour les fins de semaine. Je n'en croyais pas mes oreilles, moi, l'imposteur, la béotienne, qui commençait à peine dans le métier. Déjà, j'entrais par la grande porte. Papa était ravi. Maman frétillait de joie : « Je vais voir ma fille à la télé ! » Une vedette potentielle dans la famille ! Mon succès naissant rejaillissait instantanément sur elle : « Miroir, miroir, dis-moi qui est la plus… »

Je débarquai donc boulevard De Maisonneuve avec plusieurs nouveaux venus, dont un jeune blond, timide, mais plein de promesses du nom de Gaétan Girouard. J'y fis aussi la connaissance de quelques vedettes du quotidien. Une formation de trois jours et on me précipita sur le terrain avec ma voix impossible, mon t-shirt et mon visage de poupon sans fard. Au même moment, maman recevait des nouvelles de son bébé à elle : les éditions Libre Expression allaient publier son roman *Un amour comme le nôtre*, récit de sa difficulté de vivre et de l'amour de son mari. Version expurgée de toutes ses rancœurs d'antan, bien sûr.

Ce qui me valut une nouvelle lettre : *Hier soir, j'ai été prise d'angoisse à l'idée de retrouver ma photo sur la couverture de mon livre. Les mains moites, paralysées, comme mortes ; la sueur dans le dos et sous mes aisselles, j'en aurais pleuré : « Mon doudou, on se prend pour qui ? » Je comprends Stephen King quand il écrit : « Le talent, c'est la mort de l'espérance. » Sans doute aurait-il cessé d'écrire – et Van Gogh de peindre – s'il avait pu vomir ses frayeurs ! J'ai l'impression d'être grave aujourd'hui. Attends, je rirai demain. Tendresse et baisers.* Comment dit-on ? Telle mère, telle fille…

J'arrivais, tout de même, à ne pas vomir les miennes, mes frayeurs, lorsque je me retrouvais face à la caméra, micro à la main. Mais si quelqu'un avait su à quel point je n'avais aucune confiance en mes capacités… J'atterrissais, moi, la bachelière en psycho, en terrain glissant. À chaque jour, une nouvelle affectation, une nouvelle matière à maîtriser : hier, la fluoration des eaux, demain, une élection partielle, bientôt, les Jeux olympiques de Barcelone ! Le pactole, pour la première de classe qui voulait tout absorber, tout savoir, tout comprendre. Mais que d'angoisse pour une moitié de psychologue diplômée qui n'avait jamais lu les journaux et s'était toujours contrefichée de la chose publique et politique. Non seulement fallait-il apprendre sur le tas, mais surtout à la vitesse de la lumière, sans garde-fou, au risque de se casser la margoulette devant la terre entière. Risqué, ce métier !

Mais n'en demeure pas moins que j'avais réussi à trouver l'occupation qui me convenait parfaitement : me donner en spectacle, distraire et amener le monde à ma génitrice éclopée par le biais du téléviseur. Pas bête! La Sophie qui fuyait jadis le regard d'autrui avait déniché 700 000 paires d'yeux d'un seul coup; sept fois la foule sur la place Saint-Pierre pour l'élection d'un pape! Je priais tous les saints du ciel pour que mon délirant public soit magnanime et compréhensif. Car il y avait, en jeu, la réussite de mon plan inconscient: égayer ses jours, la distraire de sa misère. Je comprendrai mieux, des années plus tard, l'utilité de ce rendez-vous cathodique…

Pour une fois, l'automne n'apporta pas son lot de grisaille émotive. J'étais sortie de ma torpeur professionnelle sans m'en rendre compte. J'avais obtenu ma permanence à Télé-Métropole. Et voilà que maman voyait enfin la couleur de son dernier-né: *Un amour comme le nôtre*. Double naissance. J'avais, pour la première fois de ma courte vie de communicatrice, un chèque de paie régulier et la fierté de pouvoir associer mon nom à une entreprise prestigieuse. Ouf, l'honneur de la famille était sauf!

Ma mère ne se tenait plus de joie: sa fille était autonome, gagnait des sous et «passait» à la télé. «Nous allons devenir riches, toutes les deux!» Cette obsession pour l'argent, elle qui avait manqué de tout. Envie de petite fille carencée, mais néanmoins résiliente. Une angoisse qui, vraisemblablement, était en train de sauter une génération: «Maman, je veux faire un métier qui me plaît et qui me donne le sentiment d'être utile. C'est tout. Je me fous de l'argent.»

Ce sujet, chez nous, était tabou: pas poli d'en parler. J'étais nulle au plan des finances, on ne m'avait inculqué aucune notion d'économie. Je vivais comme si ça poussait dans les arbres. Reliquat de mes anciennes vies de religieuse, m'avait dit, un jour, une astrologue avertie et convaincue: «Vous devez, dans cette vie, apprendre à en garder pour vous;

apprendre à penser à vos intérêts plutôt qu'à ceux du monde entier. » Ouais… Et comme bien des femmes, j'étais incapable de négocier quoi que ce soit en ma faveur. Ça aussi, je l'apprendrai sur le tas !

Les voies du Créateur étant impénétrables et le hasard, si tant est qu'il existe, faisant bien les choses, je me retrouvai responsable du dossier santé. Ce qui prouve que le rat numéro 2 avait de la suite dans les idées. Maladies, grève des infirmières, misères hospitalières, tout y passait. Je menais une guerre parfaitement inconsciente contre le système établi de la médecine officielle. Je me découvrais du même coup une passion pour les contre-pouvoirs. Aucune approche alternative ne m'échappait. Je réalisais des reportages sur la vaccination, le traitement alternatif du cancer, les médecines parallèles.

À cette période-là, j'en fis le but ultime de ma vie professionnelle : débusquer la vérité, au risque d'être excommuniée du monde journalistique. Au grand dam de mes patrons, d'ailleurs, qui craignaient qu'on me traite d'hérétique. Mon pro de père trouvait également que je jouais un peu trop avec le feu pour quelqu'un qui en était encore à ses tout premiers débuts. Au fait, ce nouveau métier avait avant tout l'avantage de me révéler à moi-même. Moi qui me croyais soumise, toute lisse, voilà que j'étais devenue une douce révoltée. L'expression « révolution tranquille » m'allait comme un gant : ne rien dire, être sage comme une image, mais brasser la cage par en dessous. Méfiez-vous de l'eau qui dort ; elle s'infiltre partout !

Toujours est-il qu'un an après mon arrivée un réalisateur remarqua les reportages que je faisais, en direct, du cœur même des événements, pour le compte des différents bulletins télévisés de la journée : « Ne cherchez plus, on l'a, notre lectrice de nouvelles ! » Ainsi, du jour au lendemain, je me suis retrouvée aux côtés de Pierre Bruneau, à interviewer un expert sinologue sur le printemps de Pékin. Satisfait de mes prestations, mon patron m'offrit, peu de temps après, d'animer le bulletin de 23 heures avec Jacques Moisan qui s'apprêtait à effectuer un retour remarqué. Nouvelle secousse sismique dans mon âme. Mais qui suis-je ? Pourquoi moi ? J'étais terrorisée ; en état de crise. Dans l'écriture chinoise, le mot «crise» est composé de deux caractères : le danger et l'opportunité. Je n'y voyais que le premier. Les paroles de ma mère résonnaient alors en moi plus fort que jamais : «Mon doudou, on se prend pour qui ?»

La pression se faisait forte, on voulait une réponse dans les trois jours. Moi, lectrice ? *Cheffe* d'antenne ? À vingt-huit ans, avec seulement un an d'expérience, aux côtés d'un monstre sacré comme Moisan ; ça va pas, non ? Je me réfugiai derrière cette défaite et me répétai que je ne servirais pas de femme alibi dans ce grand jeu de chaise musicale.

— Je vais me casser la figure. Ça ne tient pas debout. Il faut que je mange mes croûtes avant d'arriver là.

— Sophie, penses-y, c'est une occasion en or. Tu vas le regretter.

— Il y a un temps pour chaque chose et ce temps-là n'est pas arrivé. Désolée...

Je les ai déçus, comme j'ai déçu ma mère qui, fière comme un paon, me voyait déjà «en haut de l'affiche». Ce n'était que partie remise.

Écran révélateur

Mais ils étaient tenaces, mes patrons. On me proposa peu de temps après de remplacer – sur appel et parfois à quelques heures d'avis – les chefs d'antenne réguliers lorsqu'ils avaient à s'absenter : vacances, maladie, week-ends, etc. Ce n'est qu'après un entraînement d'à peine quelques heures que je fis mes débuts derrière le prestigieux pupitre. En pleine crise amérindienne ! Avec mon filet de voix et mes talents d'imitatrice, j'étais la nouvelle tête qui sortait de nulle part. Sans notoriété, sans trophée. La petite lumière rouge s'allumait et je croyais mourir ! Mon cœur battait à tout rompre, mes mains moites collaient à mes feuilles de papier, je sentais mon pouls dans mes oreilles et la salive me manquait. Le télex, le micro, les fils aux pattes ; ainsi immobilisée, j'avais l'impression d'être un animal de laboratoire. Sortez-moi de là, mon Dieu !

« Sois toi-même », me dit papa, qui analysait mes prestations au quotidien. Mais comment être soi-même quand on n'est personne ? Je persévérai et, à mon grand étonnement, la direction sembla apprécier. Je me trouvai des trucs antistress : respirer, sortir de mon ego, imaginer ma petitesse du haut de l'espace. De quoi relativiser et calmer sérieusement l'impression tenace que j'avais de me noyer dans mes propres poumons !

Ce métier exigeant de chef d'antenne, même si je ne l'exerçais que sporadiquement à l'époque, me projetait dans une sorte d'état schizophrénique temporaire. Je « devenais » alors la lectrice. Une autre Sophie, à côté de ses pompes, dans son costume de circonstance, dès que la petite lumière rouge de la caméra, témoin fidèle du direct, s'allumait. Le corps se raidissait, les oreilles avec, le ton changeait, la voix s'éclaircissait, les gestes devenaient posés, s'ajustaient au contenu de la nouvelle. Tout était calculé, dans une arithmétique de la gestuelle qui ne laissait rien au hasard.

Les Bernard Derome, Jacques Moisan, Suzanne Laberge et Peter Jennings de ce monde m'inspiraient une foule de postures – inclinaisons, accoudements, adossements, appuis –, de mines, de sourires qui, mis ensemble, me donnaient une certaine contenance. Je remarquais leurs regards, entendais leur souffle et la cadence de leurs phrases; le plus petit détail m'était utile. J'étais un concentré de lecteurs: il a fallu du temps avant que je devienne moi-même un tantinet personnelle, comme me l'avait si judicieusement suggéré mon père.

Forcément, ce supplément de visibilité eut son petit effet: regards qui s'attardent, coups de coude, index qui se pointent. «Hé! vous ne seriez pas... Il me semble vous avoir vue quelque part... Mon mari me l'a dit: c'est elle!»

Étrange, j'avais tout à coup des amis partout qui m'appelaient par mon nom sans qu'on se soit présentés. L'impact télé est proprement mystifiant.

Ravie, maman assistait à ma progression du fond de son immobilisme: «Tu ne cafouilles jamais, tu as l'air d'un poisson dans l'eau. Et que tu es belle, toute maquillée et coiffée comme ça.» Mais de qui parlait-elle? Ce personnage, à l'écran, c'était quelqu'un d'autre. Une autre partie de moi, qui portait son masque, sa *persona*, dirait Jung, son armure publique. J'allais puiser cette apparente confiance et cette assurance de l'autre côté, celui du père – le bulldozer, ma force de la nature – qui avait essaimé dans mon âme en solidifiant mes fondations.

Mais mes structures amoureuses, elles, se lézardaient de nouveau: autre coup de foudre, autre déchirure. Je quittai la gentillesse pour la passion: adieu maison cossue, vive la débrouillardise! Retour vers le futur: je me retrouvai de nouveau, à vingt-huit ans, rue Bernard, dans un petit trois et demie, à un coin de rue de mon enfance. Tout près de mon parc Saint-Viateur, de son joli pont de chaux et de son lac en beigne. Je me rappelai ces photos de moi devant notre maison de briques orange, encapuchonnée dans le carrosse que tenait maman, enivrée d'orgueil. Je revis avec délectation le film de mes premières années et ces images, qui se bousculaient dans ma tête, me rassuraient. L'espace d'un instant, j'étais revenue à la maison à l'époque bénie de mon innocence. Au temps où tu marchais, maman...

Émulsion bienfaisante

On ne fait jamais le deuil d'une vie sur ses deux pieds. Aussi, je ne me résolus jamais à la voir perdre ses forces. Et ce printemps naissant me permit de comprendre la source de ma méfiance à l'égard des blouses blanches. Je m'étais précipitée au cinéma pour voir *L'huile de Lorenzo*, l'histoire vraie d'un couple, Augusto et Michaela Odone, et de leur lutte épique contre l'adrénoleucodystrophie, une maladie rare dont souffrait leur fils. Une horreur qui vous bouffe la myéline, vous rend sourd, aveugle, dément et végétatif. Bref, qui vous enlève toute dignité humaine avant de vous achever comme un chien.

Ces parents, sans aucun bagage scientifique, s'étaient lancés à corps perdu dans la recherche, épluchant tout ce qui leur tombait sous la main et prenant même l'initiative de mettre sur pied un colloque international. En 1987, malgré le scepticisme du corps médical, ils concoctèrent l'huile en question, traitement qu'ils administrèrent à leur fils. Et voilà que Lorenzo demeura en vie, même si la maladie continua de le ronger. Il finit même par survivre à sa mère!

Je sortis du cinéma Berri en pleurs. Par un étrange phénomène de transfert, je m'étais mise dans la peau de cette mère inquiète, ou plutôt de Susan Sarandon, qui était devenue le visage de mon angoisse pendant quelques heures et dont les immenses yeux noisette me rappelaient ceux de maman. Pour la première fois, je voyais sur grand écran ma peine, mon inquiétude, ma rage, mon incompréhension et mon sentiment d'injustice devant la maladie. Je ressentais leur espoir fou d'en arriver à une solution. Je faisais mienne cette énergie d'un autre monde qu'ils déployaient pour le mieux-être de leur garçon.

Je ne fis ni une ni deux et j'appelai maman d'une cabine téléphonique :

— On va y arriver, il y a de l'espoir, je l'ai vu !

— Où es-tu, mon ange ?

— Je sors du cinéma, maman. C'est incroyable, cette histoire. Faut pas se fier aux médecins ; c'est à nous qu'il faut s'en remettre. On va trouver un remède à la sclérose, tu vas voir.

— Minute, papillon ! Les médecins savent ce qu'ils font, ma fille.

— Mais, maman, les parents du petit Lorenzo, ils ont remué ciel et terre et ils ont trouvé un traitement. Réveille ! Retrouve ton pouvoir !

— Allez, viens me raconter ça tranquillement.

Je m'empressai de déployer mes ailes pour aller lui porter la bonne nouvelle. Qu'elle a, fidèle à elle-même et à son scepticisme naturel, prestement repoussée du revers de la main. Rien à faire, aucune prise : elle était bien enfoncée dans sa maladie, convaincue d'être condamnée au malheur, à la déchéance, solidement liée, presque identifiée dans son âme, à cette sclérose débilitante. Maman avait pris les couleurs de sa souffrance.

« Voulais-tu guérir, maman ? Pourquoi étais-tu si convaincue que le mal était fait, que la situation était irréversible, que rien ni personne ne pouvait modifier les étapes de ton calvaire ? De quoi cette résignation était-elle faite ? Comme les bouddhistes, tu ne nourrissais aucune attente ; tu ne courais donc aucun risque d'être déçue. » Mais le désir n'ouvre-t-il pas la porte à la souffrance ? En tout cas, moi, à travers mon nouveau job de journaliste, j'avais compris pourquoi je faisais la guerre aux docteurs. Parce que, malgré toute leur science, ma maternelle se traînait toujours.

Et était toujours aussi indifférente à la vie qui éclatait autour d'elle. Même si Caroline, la première fille de Luc, est arrivée comme un cadeau inespéré pour papa. Qui s'est précipité à Sainte-Justine, bouquet de fleurs à la main, et qui a versé quelques larmes en la contemplant dans la pouponnière. Maman est restée de glace. C'est de notoriété publique : les enfants ne l'ont jamais intéressée. Les enfants des autres, s'entend. Mais l'enfant de son enfant ? Pas plus. Elle affichait un ennui à peine réprimé à l'idée de la voir.

Papa allait garder la petite, la sortait, la bichonnait, la célébrait. Maman faisait la gueule. De quoi était donc faite cette indifférence ? Peut-être craignait-elle que le scénario – réel ou fabulé – du vol d'enfant ne se répète ? Parce que, à ses yeux, papa était coupable du plus vil des crimes : il avait joué à la mère avec nous, l'avait dépossédée de son bien le plus cher, le fruit béni de ses entrailles ! De leur névrose respective était née la plus subtile des compétitions, celle qui fait s'affronter les deux parents, pour le gros lot : l'amour de leurs petits. Ainsi donc ai-je été écartelée entre un *sur-père* envahissant et une mère jalouse ? Chose certaine, maman lançait tout un double message à son mari : « Prends garde à toi, ne me refais pas le coup ! » J'eus l'impression d'assister à la naissance d'un complexe d'Œdipe nouveau genre...

Plaisirs assumés

L'été suivant, je déménageai mon nouvel ordinateur au chalet que j'avais loué à Saint-Donat pour le mois de juillet. Les rives du lac Ouareau, ses tyrans tritri et ses couchers de soleil me servirent d'inspiration. Trois lettres par semaine, comptes rendus fidèles de mes vacances de Donatienne, vinrent marquer le tempo de nos retrouvailles épistolaires. Elle me parlait de Raymonde, la sixième préposée envoyée par le centre local de services communautaires en quatre mois. Quarante-deux heures d'aide hebdomadaire pour donner un coup de main à papa qui en avait plein les bottines. Je lui racontais mes soupers gargantuesques, mes lectures, mes expéditions de pêche : quand on a des jambes, *maman-darine*, c'est fou ce qu'on s'occupe ! « Tu sembles avoir hérité de tes parents un doux penchant pour les plaisirs de la vie », me répondait-elle. Devenue une indécrottable épicurienne, mon tour de taille me trahissait.

J'étais, de plus, une hyperactive maladive, mais aussi douée, comme mon père, d'une réelle capacité de contemplation. Comme si j'ouvrais, chaque jour, mes yeux de nouveauné. Je me surprenais à communier, dès potron-minet, avec la douceur d'un crépuscule et à perdre le souffle à la vue d'un nid d'hirondelles. Ces moments volés au désordre, au chaos du monde, à la course du temps, me réconciliaient avec la vie. C'était sûrement inscrit dans mes gênes, moi qui avais été conçue aux abords du lac Sawin, sur un tapis d'herbe fraîche, entre deux pins embrumés.

« Tout est bien qui n'a pas de fin », disait le français Laforgue, poète de son métier. Mais pour jouir d'une telle béatitude, encore aurait-il fallu, lorsque sa mère m'a mise au monde, qu'elle me fournisse en extra le mécanisme pour stopper le temps. Car il ne s'arrêta pas cet été-là. Je repris le collier en septembre avec ce sentiment tenace que je n'avais pas suffisamment goûté à tout. Peur de n'avoir pas été assez vivante, peur de l'avoir trop été ; peur d'être passée à côté, peur d'avoir trop étreint. Peur de perdre ; peur de souffrir...

Cette collection de peurs est peut-être à la source de mon manque d'enthousiasme face à la maternité. Comme ma propre mère, je doute de mes capacités, je m'interroge, je réfléchis. L'appel du bedon, cette démangeaison toute féminine, ancrée dans la chair, ne m'est jamais venu comme un besoin irrépressible et absolu. Et franchement, la perspective de mettre au monde dans cet univers sans queue ni tête un être sans défense, rose et dodu, promis aux pires angoisses, ne m'inspire rien de bon. Et c'est sans compter la douleur physique qu'on dit atroce, insupportable, à la limite des capacités humaines.

Paradoxalement, la souffrance de ma maternelle ne m'aura pas endurcie. Sans être affligée de nosomanie, je dois avouer n'avoir aucune résistance à la douleur. Je hisse sans attendre le drapeau blanc devant l'ennemi, sans même faire mine d'engager le combat. Et puis, on n'échappe pas à la génétique des préférences : considérant son indifférence face aux enfants – ceux des autres, évidemment –, mon hésitation face à la maternité n'a pas de quoi surprendre. Le type de rapports que maman entretenait avec eux avait toutes les allures de ceux qu'un médecin adopte avec un patient contagieux. Hors sa progéniture, point de salut !

Assistance pudique

Ma *mère veille* souffla avec moi les bougies de mon gâteau d'anniversaire – trente-trois ans, l'âge du Christ sur la croix –

et me dit qu'elle raffolait de ma présence à l'écran. Qui la distrayait joyeusement de sa routine ennuyeuse. Ce qui amena sa nouvelle auxiliaire à me reconnaître :

— Sophie Thibault ! C'est votre fille ?

— Eh oui…, répondit-elle, pas peu fière.

Ça fit sortir du coma… l'auxiliaire ! Qui avait dû suivre son cours en fumant du *pot*.

— Tu aurais dû me voir l'accoutrement, lundi dernier. Elle avait fixé mes orthèses par-dessus mes pantalons. J'ai dit à Luc : elle aurait besoin d'un chien-guide. Tu aurais pu l'entendre rire de chez toi…

— Mais qu'est-ce qui est arrivé avec Raymonde, la dernière préposée, que tu aimais tant ?

— Oh, tu sais, ça change tous les six mois. Faut comprendre, elles ont des salaires de misère, les pauvres filles. Mais celle-là, elle comprend vraiment rien. Mon bain hydraulique, à ses yeux, un mystère insondable, un problème de trigonométrie…

— Maman, tout de même !

— Puisque je te dis ! Mardi, tiens : elle a oublié mon soutien-gorge et m'a vaporisé du parfum sous les bras. Hier, elle m'a mis les souliers à l'envers. J'avais l'air de Charlie Chaplin ! Te dire à quel point j'ai eu mal aux pieds.

Pas trop le choix ; il fallait qu'elle se montre patiente. Mais, heureusement, la patience, c'était son domaine. Elle avait appris à faire avec. Comme avec son vieil ordinateur qui marchait poussivement – « modit aurdinateûrre de marde ! » – et qui rotait quand elle l'allumait. Qu'importe, du moment qu'il lui permettait d'écrire, de s'accrocher aux vivants.

Elle avait aussi acquis l'art de faire usage de l'ironie comme trompe-la-mort :

— Solange, ma belle-sœur, ne te rate jamais lorsque tu passes à la télé. Elle te trouve jolie depuis que tu as perdu du poids !

— Hum… Merci ! Je dois prendre ça comme un compliment ?

Soudaine prise de conscience de la place insidieuse que la dictature de l'image commençait à prendre dans ma vie. Pas drôle, une diète publique.

Puis l'hiver arriva, inexorablement, comme Marlène, la nouvelle préposée : penaude, épuisée, triste comme la mort à Baptiste. Toutes les misères du monde à exhaler un simple « bonjour ». Fallait pas être trop regardant, avec un salaire mini minimum, on ne pouvait exiger d'elle un service quatre étoiles. Au moins, elle nettoyait la maison *Spic and Span*. Sans un mot ; toute à son affaire. Elle, le ménage ; maman, l'ordinateur. Elles s'entendaient à merveille.

Pour compenser la paralysie de sa femme, papa s'affairait sans relâche : le vin à la SAQ, chez Metro pour la boustifaille, le Duc de Lorraine pour le saucisson à l'ail, le pain de seigle et les petites gâteries. Puis la pharmacie, sans oublier le magasin de fruits et légumes où le café était moins cher qu'ailleurs. Maman, elle, attendait dans l'auto, en regardant défiler la Société des Nations, sur Côte-des-Neiges.

Il lui faisait aussi faire régulièrement des exercices de mémoire. À l'aide de *Gym cerveau*, le livre fétiche de notre mamie-au-lit. « Concentre-toi bien ; il te faut garder en mémoire, dans l'ordre, dix objets : bottine ; brosse ; scalpel ; casquette ; marteau ; autobus ; oiseau ; gants… » Il lui arrivait de s'arrêter après en avoir nommé que six ou huit. « Allez, faut pas se décourager ; on recommence ! » Ils avaient si peur que l'Alzheimer s'en mêle. Ça aurait été le bouquet !

Il neigeait, Noël arriva : orgie de cadeaux, la spécialité des Thibault ! Clic, par-ci ; clic, par-là. « Regarde comme tu es belle, sur la photo. Une beauté que je n'arrive pas à qualifier. C'est comme une grande lumière… aveuglante. » Elle me regardait en cherchant l'expression exacte. Ma belle-sœur Geneviève allait accoucher bientôt de son deuxième. J'en profitai pour sonder le cœur de ma *mère-cure* :

— T'aurais aimé que je t'offre un petit-enfant, maman ?

— Bien sûr, c'était mon rêve. Je l'aurais tellement choyé, ce petit. Mais ce sera pour une autre vie.

— Tu es déçue ?

— Mais non, mon amour…

Et elle s'empressait d'aborder un autre sujet.

Au boulot, mes champs d'intérêt se multipliaient. Je n'étais jamais à court d'idées pour trouver un sujet de reportage : les vaccins, le racket des animaux de laboratoire, les rapts extraterrestres, la sorcellerie blanche et quoi encore. Inclassable, que j'étais devenue ! Malgré cette étrange réputation, le vice-président information de l'époque me fit une offre difficile à refuser, cette fois-ci : l'animation régulière des journaux télévisés de fin de semaine. Terminés les remplacements à pied levé. Cette fois, impossible de me défiler, même si la peur reprenait le contrôle de ma gorge, le syndrome de l'imposteur n'étant jamais très loin. Je me pinçai le nez et plongeai. Mon premier contrat de vedette, avec stationnement intérieur et prime à l'écran. Me retrouvai à la une du *Télé-horaire* avec Pierre Bruneau, Jacques Moisan et Stéphan Bureau. Je croyais rêver. Maman triomphait : « On te reconnaîtra partout où tu iras ! » C'était si important pour elle, la reconnaissance. « Ah bon ! C'est la consécration, ça ? Un objectif de vie, peut-être ? »

Ce qui n'empêcha pas un autre petit bobo d'apparaître du côté de ma fragile maternelle. Voilà qu'elle s'offrit soudainement une infection de la vessie. La nouvelle préposée avait recueilli l'échantillon d'urine que maman ne voulait pas offrir à Marc, l'infirmier perpétuel, mais néanmoins mari. « Ce doit être "pisse-chologique" », qu'elle me dit, en rigolant.

Prestations suffocantes

J'avais aussi mon lot de bobos. Je me suis mise à étouffer... en ondes ! Une étrange panique respiratoire s'installait dès que j'étais sur la sellette, seule, pendant de longues minutes. Dès que les premières secondes étaient écoulées dans ce qui me semblait devenir un tunnel sans fin, mon cœur s'emballait comme si je venais de courir le marathon. Ma gorge se serrait, l'air ne parvenait plus à passer et je poussais des petits cris d'orfraie. Ou plutôt, je donnais l'impression de me noyer dans mes sanglots. La honte, la déconvenue. Le monde entier était sûrement témoin de ma grande terreur. Je commençai à redouter les suites de textes sans reportages ou images à l'appui.

Ça commençait à être gênant. Surtout lorsque mon patron fut témoin de mon accès de frayeur dans une petite brève de quatre minutes que je peinais à compléter. Un soir, je dus faire des signes désespérés au réalisateur pour qu'il coupe court à ma panique en improvisant une pause publicitaire. Sauvée par la vente d'automne de Brault & Martineau !

— Ça va, Sophie ?

— Oui, oui. Pas de problème. Me suis étouffée dans ma salive...

Ce qui m'amena à quémander illico les conseils de ma psy. Qui me fit comprendre que mon affolement avait tout à voir avec ma peur de la solitude existentielle. Rien de moins ! Vrai que, quand on y songe, il n'y a rien de plus désespérément seule qu'une chef d'antenne abandonnée à son propre sort. Sans filet, scrutée, analysée sous toutes ses coutures, sans aucun droit à l'erreur. Je me devais de trouver un antidote.

Les douloureuses et nombreuses heures accumulées chez le médecin de mon âme me firent aussi découvrir que j'étais en colère. Et que celle-ci, comme celle des autres, me terrorisait.

Ainsi donc, je lui faisais prendre des chemins détournés et je la précipitais… contre moi! Ce qui avait tôt fait de me faire étouffer de rage. À l'image de ma génitrice, j'ignorais comment la gérer. C'est comme la peine: on ne sait jamais quand le chagrin se transforme en déluge. Ça monte sans crier gare et la première chose qu'on découvre, interdite, c'est qu'on se noie dedans. Le syndrome du scorpion qui se mord la queue.

Faut dire aussi que la colère, chez nous, on la camouflait sous le tapis; en boule, collée aux rouleaux de poussière. Papa, le dos large, mettait le couvercle sur toutes les marmites, sur toutes les émotions, avec une habileté consommée pour nous protéger de ce qu'il présentait comme étant des délires maternels épisodiques. Pas étonnant que ce sentiment sournois m'ait rattrapé au détour de l'âge adulte.

La carrière roulait pourtant sur des roulettes. Paradoxalement, j'avais souvent l'impression que ça allait trop bien. D'où quelques idées saugrenues du genre: et si je me boycottais un peu; si je m'autosabotais allègrement? Histoire de me prouver à moi-même qu'il est rigoureusement exact que je ne vaux rien; ou question de ne pas faire trop d'ombre à maman… En grattant un peu plus le bobo, je commençai à saisir que l'affaire était amplifiée par mes hormones. En effet, ces grandes noirceurs frappaient invariablement à deux jours de mes règles.

Mais de toute évidence, il y avait plus: les injustices me minaient. On aurait même dit qu'elles s'étaient donné le mot. Le Saguenay était inondé; on m'éjectait de ma chaise pour y précipiter le lecteur de la semaine. Le patron m'invitait à manger; il disparaissait pendant vingt minutes avec un gros bonnet de la compétition. Nos cotes d'écoute du week-end franchissaient le cap du million, mais j'avais toujours l'impression d'être inexistante aux yeux de la direction. Fascinant, comme la vie nous remet le nez dans nos affaires pas réglées, dans nos vulnérabilités et nos comptes à finir.

Mais j'y trouvai enfin une explication : tous ces hommes étaient autant de Luc en puissance, celui qui avait fait mine de prendre ma place à une autre époque et que j'avais tenté de retourner là où il devait être : loin de moi, loin de nous, pour que le divin trio familial ne devienne jamais un quatuor bancal. Veut, veut pas, j'étais prise au piège des redondances inconscientes. Y voir clair fit en sorte que les crises se firent plus rares et plus courtes.

Je finis donc par venir à bout de ces démons qui aspiraient mon souffle de vie. Au fil des mois, j'appris à domestiquer ma panique. Chaque petite victoire sur la noyade s'ajoutant à la dernière, je ne vis plus venir les intermèdes des bulletins de nouvelles avec appréhension, la gorge nouée d'avance. Et, par-dessus tout, je compris qu'on n'en finit plus de guérir de son enfance !

Quotidien mouvementé

Cette année-là, profitant d'une accalmie dans ma longue suite de culs-de-sac amoureux, je fuis dans l'ouest de l'île, chez les Anglais. Là où je passais inaperçue. À l'épicerie, au restaurant, à la quincaillerie, je me fondais dans la masse des consommateurs. Personne pour me détailler de la tête aux pieds, pour remarquer les poches sous mes yeux, pour me dire à quel point j'avais l'air plus grande à la télé. Je m'offrais le luxe de sortir sans fard, sans rouge à lèvres, l'indispensable ami de la vedette. Mais quelle dissonance cognitive : faire de la télé tout en cherchant à fuir les regards. Avoir soif de reconnaissance, mais s'éloigner de ceux qui nous reconnaissent. Véritable croisement de contradictions ; je désespérais de moi-même.

Dans la même logique tordue, je me procurai une moto. Envie de liberté, de vitesse. Désir de fuir je ne sais trop quoi. La chose ne passa pas inaperçue et je constatai que les gens adoraient ce contre-emploi étonnant: la lectrice… rock'n'roll! Re-entrevues, publicités maison et quoi encore. Je devins «la» chef de meute des motardes. Et j'avais l'étrange impression de revivre mon adolescence. En agissant ainsi, je brisais l'image lisse que j'avais de moi-même et que je projetais depuis mes débuts à l'écran. Amusant.

Je croyais alors toucher au bonheur. J'étais heureuse en couple; j'avais des amitiés précieuses et variées, jeunes et vieilles. J'avais la santé, un métier formidable, une famille que j'adorais, de l'argent en banque, une jolie maison près d'un parc et du lac Saint-Louis de même qu'un chien loyal et fidèle. Que manquait-il au tableau?

La deuxième fille de mon frère vit le jour: Isabelle, une petite frimousse qui nous émerveilla, mais qui laissa, une fois de plus, ma mère de glace. Marc Thibault avait maintenant deux raisons plutôt qu'une d'aller garder. «De laisser sa femme en plan», disait-elle. Mais peut-être prenait-il tout simplement congé de son service humanitaire? Parce que maman devenait de plus en plus lourde à porter, dans tous les sens du terme. Mais tout de même pas au point de penser qu'ils vivaient les derniers mois de leur vie à deux sur l'avenue Northmount. L'élastique était en effet étiré au maximum et il était à la veille de lâcher… dans un énorme fracas.

À soixante-quatorze ans, Marc commençait à courber l'échine, à manquer de sommeil. À manquer de jus. Chaque nuit, elle le réveillait, deux ou trois fois: *pipi time*! Il l'extirpait du lit, la campait dans son fauteuil électrique, la roulait jusqu'à la cuvette, opérait un transfert sécuritaire et priait secrètement pour entendre un glouglou digne de ce nom. Mais deux fois sur trois, c'était le silence… des boyaux!

De mon côté, ça brassait au boulot. Stéphan Bureau annonçait son départ du bulletin de fin de soirée pour avril. Mon patron me nomma par intérim. Les journaux supputaient, s'interrogeaient à voix haute : qui succédera à Stéphan ? En bon soldat, je m'acquittai de ma tâche sans me faire d'illusions, même si sondages et *focus groups* me favorisaient. L'intérim dura six mois. Et s'acheva avec un gros échange digne des ligues majeures ! Fin août, on m'annonça que je devais céder le prestigieux siège à Simon Durivage, qu'on venait de repêcher de la grande tour radio-canadienne. Je ravalai ma déception et me préparai à donner à notre nouveau chef d'antenne sa formation informatique. Je faisais le deuil du *22 heures*, la mort dans l'âme, en me disant que c'est comme à la loterie : un jour, ce serait peut-être mon tour, si tel devait être mon destin !

Deuils en boucle

Et puis, dans ma vie privée, nouvelle séparation au menu ; non sans déchirements, cris et douleurs. Après huit ans, la routine, l'ennui, les mauvais plis avaient eu raison de ce nous qui était pourtant prometteur. Devant notre joli bungalow, une pancarte *Re/Max* qui me donnait la nausée. Notre chien Truffo en garde partagée. J'eus le tournis. J'avais pourtant cru qu'on ne m'y reprendrait plus, mais ma vraie nature avait finalement repris ses droits. Même si, en surface, je ne voulais plus jouer au docteur Sophie, régler le sort du monde et pardonner à la terre entière, la sauveuse était réapparue. Mais où était passée la passion, mon assurance-vie ? Je voulais vivre et non pas durer, comme tous les raisonnables. Vivre le cœur agité, turbulent, en folie.

Mais on aurait dit que l'actualité le faisait exprès, en me ramenant sans cesse la mort en plein écran. À peine revenue d'un été cafardeux, je dus annoncer la mort de la jeune comédienne Marie-Soleil Tougas et de Jean-Claude Lauzon. En gros titre et en manchette : « Le Québec est sous le choc ». Vingt et un jours plus tard, c'était au tour de Lady Diana de disparaître dans un accident aussi mystérieux que tragique. Le monde entier s'ajoutait à ma détresse intérieure. Impossible de me distraire de mes chagrins ! Une semaine après, mère Teresa arrivait au bout de son chemin de vie. Autre deuil, autres faces d'enterrement. Un mois plus tard, même si le puits s'était tari, un accident monstrueux aux Éboulements : 43 morts. Des familles entières de Saint-Bernard-de-Beauce disparues.

Chaque fois, sous la violence des projecteurs, je déclinais les faits froidement, stoïque, entre deux reportages et une entrevue de fond, soucieuse de ne pas me laisser gagner par l'émotion qui, si elle savait encore se terrer discrètement au creux de mon âme meurtrie, n'attendait qu'un petit signe de faiblesse pour surgir dans toute sa splendeur. Mais comment arrivais-je à me dissocier aussi efficacement de mes émotions ?

Du fond de la régie du N, Louise, notre assistante, égrenait le décompte qui arrivait à mes oreilles : « Dix, neuf, huit… » Le corps se redressait, le cœur se gonflait. « Sept, six… » Toutes mes forces se mobilisaient comme des petits soldats en terrain ennemi. « Cinq, quatre, trois… » Le personnage de la lectrice entrait en scène. « Deux, un, *cue*, Sophie, caméra 2. » La *cheffe* prenait les commandes : « Bonsoir, mesdames, messieurs, voici vos nouvelles de ce mardi… » Mais parfois, pas trop souvent heureusement, devant un quidam sanglotant ou une mère éplorée, je rendais grâce et je regardais au loin, par-delà la fenêtre du 10e étage, là où la lune dessinait un visage placide et rassurant au ciel d'octobre. S'ils avaient su, ces messieurs dames, sous le vernis, tout l'acide qui coulait sur mes plaies ouvertes. J'avais seulement envie de me rouler en boule dans un coin, hurler et lécher mes moignons. Très franchement, le deuil m'abîmait.

Perpétuellement étendue sur son grabat, maman recueillit une fois de plus sa loque humaine de fille.

— Viens t'étendre sur ma couche; la marquise t'attend. Dis-moi tout, ma chère enfant!

— C'est raté, encore une fois, maman. Fini : f-i fi, n-i ni ! Je pense que je manque de *jarnigoine* amoureuse.

— Ah, mon amour chéri, tu t'en remettras. Sur le coup, on pense qu'on va en mourir, mais...

Mes blessures relationnelles remettaient les pendules à l'heure et les rôles à l'endroit. Maman redevenait une maman qui s'occupait de sa fille. Au chapitre des émotions, contrairement à notre cartésien de père, elle était la reine des thérapeutes et la plus fine des détectives de l'âme. J'avais une mère qui pouvait tout entendre, tout comprendre. Qu'il était bon de m'offrir un bref retour aux sources, le temps de m'imaginer que je n'avais pas encore l'âge de raison, que maman allait béquer bobo, me serrer fort et chasser les méchants. Mais mon spleen était profond. Il reprenait ses droits et me ramenait à la dure réalité de ma mi-trentaine plutôt *poquée*.

À bien y penser, comment pouvait-elle apaiser mon chagrin, elle qui devait trouver, au jour le jour, le courage de mettre une orthèse devant l'autre ? Je regardai de biais ce corps inerte tout contre le mien, sur le lit conjugal. Ces deux jambes étouffées par les attelles, ce bras gauche qui faisait la grève – sa «main niaiseuse», comme elle l'avait baptisée – dont la peau avait pris la couleur des membres paralysés, exsangues. Ces ongles négligés, ce pantalon taché, ces cheveux en bataille ;

autant de preuves, s'il en fallait, que papa était débordé et qu'elle prenait son mal en patience. Dieu qu'elle devait en avoir marre, ma pauvre maman. Elle qui avait l'air de la chienne à Jacques, dans ce corps pendouillant, dont on devinait vaguement qu'il fut, au temps jadis, un modèle d'élégance. De quel droit pouvais-je me plaindre...

Et puis :

— Pppfffiiioouuu...

— Hon, maman !

— Quoi ?

— C'était toi ?

Un vent tonitruant et odoriférant traversa l'air doux de la chambre vert kaki de mes parents. Elle devint cramoisie. « Ça fait partie de la *game*», s'empressa-t-elle d'ajouter, pensant alléger l'odeur. Elle n'avait plus aucun contrôle sur le bas de son corps.

— Mais non, c'est encore le chien !

— Maman Thibault, t'as pas honte ?

Et on se fendait toutes deux d'un rire magistral, à la hauteur de ses débordements. « Allez, envoie un peu de Chanel N° 5 dans l'air ! » L'humour comme un paravent au désespoir... recette secrète du colonel Monique !

Côté cœur, la solitude, très peu pour moi. Un nouveau pairage se profilait déjà à l'horizon. Ce n'était pas l'amour fou, mais c'était très distrayant. Je fis sa connaissance sur un terrain de tennis, en même temps que celle d'une charmante mère de famille qui devint sur-le-champ, c'était irrévocable, ma mère adoptée ! Mona était la marraine du club sportif, une sorte de mécène, éternelle bénévole, le cœur gros comme un autobus, déjà remplie de l'amour de quatre enfants. Je devins donc la cinquième ; fin de la discussion ! Ses largesses, sa bonne humeur, son sourire lumineux et sa grande ouverture me convainquirent assez rapidement qu'elle était la mère de remplacement idéale. Comme quoi, même à trente-cinq ans, on pouvait encore régresser !

Engelures familiales

La nouvelle année s'annonçait aussi catastrophique que la dernière. À peine entamée, elle prenait même des allures apocalyptiques. Soudain, plus d'électricité : *kaput*, le réseau. Le grand verglas s'annonçait. État d'urgence, exode, angoisse, grande noirceur.

— Je ne peux pas garder ta mère ici, on n'a plus de chauffage, me dit papa, inquiet, après trois jours de ce régime.

— Moi non plus, je suis à court de bûches pour le foyer.

— Il reste quelques chambres libres dans un hôtel qui a encore l'électricité sur Bleury. Viens avec nous !

J'allai porter secours à mes parents, entre deux reportages dans le triangle de glace. À quatre, on trimbala maman jusqu'à l'hôtel. Dieu du ciel ! Je me retrouvai avec mon ex, mon chien et mes parents sous le même toit ! En dedans comme en dehors, ça ressemblait à la fin du monde. Mais ce n'était que le prélude au vrai grand dérangement.

Il régnait sur cette ville coupée du monde une atmosphère étrange. Je faisais de longues heures, happée par la folie médiatique. On se décarcassait pour une poignée de privilégiés qui avaient encore le courant. Plus de trois millions de personnes n'eurent bientôt plus d'électricité. À 23 heures, au retour d'une expédition à Saint-Jean-sur-Richelieu avec des touristes revenus du Sud, je tentai de me frayer un chemin sur le boulevard De Maisonneuve, entre les fils électriques entremêlés, les plaques de glace et les branches d'arbres. Noirceur presque totale sur une ville morte; on n'entendait que le craquement des glaçons et le bruit des sirènes. En revenant à la station, je me sentais investie d'une mission, petit soldat du verglas débordant d'adrénaline.

Le 8 janvier, l'armée débarqua, les centres d'hébergement se multiplièrent. On fit appel à tous pour des couvertures et des génératrices. Jusqu'à Hydro-Québec qui éteignit son Q par égard pour tous ceux qu'elle avait abandonnés à leur sort. Au terme d'une interminable semaine – merci aux monteurs de lignes et à Environnement Canada –, maman revint à la chaleur de sa maison, au confort de ses habitudes. C'était pour mieux repartir…

Dérapage somatique

Le centre local de services communautaires offrit à papa, qui n'avait plus de forces, la possibilité de prendre un peu de répit. Une directrice de l'hébergement eut pitié de lui: madame la marquise allait loger pendant deux petites semaines à l'Institut universitaire de gériatrie de Montréal, fin août. Cette dérogation soudaine à la routine quotidienne eut tôt fait de jeter de l'ombre sur son visage.

— Où je vais? Pourquoi, déjà? Ah oui, c'est en face de la maison du frère André. Ça va peut-être faire des miracles!

— Ça fait six fois qu'on te le dit, maman; c'est pour donner à papa le temps de respirer un peu!

À une semaine de son arrachement, elle ne rigolait plus. Son front plissé retombait sur des yeux noir cirage, des yeux de fer et de plomb qui lançaient des bombes à fragmentation. Elle répétait sans cesse les mêmes phrases, se faisait redonner le parcours en détail, avait peur qu'on oublie son maquillage.

D'étranges tics étaient apparus, comme cette manie de se gratter le scalp.

— Mais qu'est-ce qu'elle a, papa ?

— Aucune idée, les enfants.

Elle a complètement perdu le nord, ma petite maman ; les pédales, la chaîne, le guidon, tout le tralala !

On avait bien vu, dès le départ, que ça ne tournait pas rond. Sa chambre était trop ceci, pas assez cela. D'ordinaire si courtoise, elle était devenue – allô le caractère ! – une petite bombe ambulante sur roulettes. Ça s'était mis à revoler comme dans le bon vieux temps, la vulgarité en prime : « Maudite *marde*, dehors, le contrôleur aérien ! » disait-elle à papa, devenu soudainement l'insupportable maître de son ciel. Le délire s'était mis de la partie, entrecoupé de quelques moments de lucidité. Ma foi, elle aurait pu passer pour une junkie sur l'acide. Ses propos tenaient proprement du délire : « Rose se cache là-bas, derrière le gros nuage. Je la vois, elle me surveille. Chut ! Attention ! Faut pas parler trop fort ; les murs ont des oreilles ! »

Accro parano. Le doigt accusateur au plafond. « Mais qu'est-ce que tu racontes, *mamidou* ? » Papa tentait de comprendre l'incompréhensible. Sa femme nous faisait-elle son cinéma ? Ou la sclérose se permettait-elle une entrée par effraction du côté droit de son cerveau ? Comment savoir ? Sans attendre, avec le sens pratique qui était le sien, papa fit venir un notaire, pour consigner ses dernières volontés et exigences. Notamment, le dernier commandement de l'infirme de carrière : sur mon corps sans défense, tu ne t'acharneras point.

J'étais interdite, dévastée, privée de tous mes repères. Mon univers s'effilochait, à la manière d'un voilage déchiré par l'ouragan. J'avais l'étrange sentiment de marcher en apesanteur, enfermée dans une bulle de peur. Le temps égrenait ses secondes au ralenti. Quel jour était-on déjà ? Quelle heure ? Comment je m'appelle ? En sortant dans l'air suffocant de cette fin d'été, je me suis effondrée en larmes dans les bras de mon frère. Moi qui ne pleurais jamais. C'est fou comme on retrouve vite le chemin vers son cœur naufragé.

Car pour nous, pauvres spectateurs de sa dérive intérieure, l'heure était grave. L'équipe multidisciplinaire de l'Institut décida de l'envoyer à l'Hôpital général de Montréal pour lui cartographier le cerveau, histoire de voir si la sclérose lui avait envahi le cockpit. Re-ambulance, nouvelle chambre beige rosé, parfums de formol, paperasse inévitable, nouvelles questions : date de naissance, nom de jeune fille, etc. Est-elle à jeun ? « J'en sais rien, madame, nous sommes morts de peur ! »

Mais dans ma tragicomédie à moi cependant, devant les caméras, dans mon costume de speakerine, rien ne devait paraître. Efforts surhumains pour faire la grève des émotions. Je n'étais qu'un bloc de glace ; sympathique, mais néanmoins figée dans sa torpeur de petite fille terrorisée.

— Ça va bien, madame Thibault ? me demandait-on, dans les couloirs de TVA.

— Oui, très bien merci. Et vous ?

Politesses de circonstance.

Que sait-on vraiment des autres ? Autour de nous, une myriade de petites et grandes détresses déguisées pour l'occasion, pour les rituels de vie, question de tenir bien en place la façade sociale. La nature m'avait décidément dotée d'inimaginables ressources de comédienne. Je me concentrais sur la misère médiatisée d'autrui pour mieux endurer la mienne.

Au troisième matin, voilà enfin son test de résonance magnétique. Paraît-il que d'entrer dans le tunnel est suffisant pour provoquer une crise de panique aiguë. Elle qui voyait des bonshommes verts partout, ça promettait ! Je l'accompagnai pour la rassurer et pour lui tenir la main. Dans la salle d'attente, un éclair de lucidité, un clin d'œil complice ; elle me reconnut !

— Tu as peur, Sophie ?

— De quoi, maman ?

— Tu as peur que je meure ?

— Euh...

— T'en fais pas, je joue la comédie.

— Voyons maman, sois sérieuse.

— Regarde-moi bien aller.

Et voilà qu'elle retomba dans sa folie passagère.

« Savais-tu dans tes fibres que tu te préparais, maman, à sonner le glas de ta vie quasi normale à la maison ? Ou as-tu plutôt, dans ta propre mise en scène, concocté inconsciemment ta sortie côté cour dans une dernière réplique incongrue ? » Chute du rideau – taisez-vous – pas de rappel. On fait relâche pour un temps indéterminé, la farce a assez duré. Quel fabuleux coup de théâtre, *maman-dragore* !

Au sortir de ce qui avait toutes les allures d'une représentation digne de l'oscar du premier rôle d'interprétation, je lui ai tendu un guet-apens. Je suis allée lui rendre visite en catimini, après mon bulletin télévisé. Question de m'assurer qu'elle voyait bien son fils dans le respirateur de sa voisine de chambre et qu'elle parlait vraiment au p'tit Jésus sur le crucifix. Dans l'entrebâillement de la porte, à 23 h 34, je l'ai effectivement vue, agitée, les bras au ciel, radoter, implorer tous les saints de la Bible pour qu'ils la protègent de papa qui réglait sa vie au quart de tour. J'ai dû me rendre à l'évidence. Ce n'était pas le grand jeu ; elle avait vraiment perdu la carte.

À bout de nerfs et de patience, nous avons enfin reçu les résultats : des plaques un peu partout au cerveau, mais impossible de déterminer, faute de comparatif, s'il s'agissait d'une poussée extrême de sclérose. Nous n'étions guère avancés.

Luc masqua mal sa déception; papa fit les cent pas, tel un moine en pénitence. Ne manquait que le bréviaire. À travers cette crise majeure, il ne perdit cependant jamais son sang-froid. À tout le moins devant nous. Pas l'ombre d'une trace apparente de chagrin sur son visage.

Était-ce l'envie d'en finir avec ses folies? De rentrer au bercail? Toujours est-il qu'elle est doucement revenue à elle, par coups. Les murs n'avaient plus d'oreilles, sa mère n'avait plus rien à hurler et Luc avait repris sa forme humaine. L'Institut l'attendait, cette fois pour de bon. Papa avait réussi à lui dénicher une place au rez-de-chaussée ouest, section des séjours permanents. Entre deux maux, je tentais de me convaincre que l'histoire finissait bien. Dans l'ambulance qui avalait le chemin de la Côte-des-Neiges, le casse-tête de ses souvenirs reprit lentement forme. Je lui tenais la main bleuie par l'assaut des aiguilles pendant qu'elle faisait à voix haute le décompte des anniversaires de ses petites-filles.

— Il a combien d'enfants, Luc, déjà?

— Trois filles, maman, trois belles filles.

— Ah oui! Bientôt, c'est la fête d'Isabelle...

— C'est en décembre, maman.

Mes prières avaient été entendues. J'étais si heureuse de la retrouver par bribes; soulagée de la voir s'extirper du néant. Mais du même coup, inquiète de la suite des choses. Plus de scotch à trois heures; le logement de Northmount n'exhalerait plus les fragrances de jasmin de son parfum préféré. C'était la fin d'une époque. Ça s'apprêtait à sentir la boule à mites dans le grand six et demi que papa allait désormais habiter seul.

Changement d'adresse

Je n'ai rien vu. Ni les grands corridors, ni les sourires des préposées à l'accueil, ni les longs corps inutiles attachés à leur civière roulante. Encore moins le grand balcon fleuri qui donnait sur la cour. J'étais mobilisée par l'ampleur de la tâche : contenir ma peur et répondre pour elle. Ça recommençait : curriculum vitæ complet, état de santé général, humeurs, habitudes et tutti quanti. J'étais tout aussi mobilisée par une folle envie de déchirer l'espace d'un long cri plaintif et *hoqueteux*. Mais ce n'était pas le moment. Maman faisait son entrée officielle au mouroir ; un peu de tenue, tout de même !

« Tu vas voir, maman, tu vas être bien ! » Elle avait choisi une minuscule chambre pour une personne, côté stationnement. Je n'avais que mon pitoyable petit bouquet de plastique orange – fausses marguerites et crocus –, survivant du dernier passage hospitalier, pour égayer les lieux et imprimer sa marque. May, l'infirmière en chef, rassurante et débonnaire, barbouillait frénétiquement ses bouts de papier.

« Mieux que ça, tu meurs ! » May l'avait regardée du coin de l'œil, interdite, ne sachant s'il fallait en rire ou en pleurer. Et avait décidé d'en rire. « Elle a perdu la boule, mais ça revient tranquillement… », avais-je osé dire afin de faciliter l'apprivoisement mutuel. Maman, aussi insultée qu'amnésique, avait protesté d'importance : « Franchement, manquer de respect comme ça à sa propre mère. T'exagères pas un peu, ma fille ? »

Non, maman, le cauchemar avait été bien réel. Ta mémoire s'était gentiment chargée de faire le ménage dans le superflu émotif. Et la sclérose nous rattrapait tous, un grand tsunami dans nos vies paisibles et rangées. Tu devenais une bénéficiaire de soins de longue durée dans un chic asile de vieux. Tout autour, au royaume de l'Alzheimer, des vies qui se terminaient en queue de poisson : madame Blanchet, monsieur Gambar, madame Dupuis… La folie, les cris, les grognements, les regards sans fond, les tremblements, les odeurs de l'intimité recueillies dans des sacs orangés. Question de faire plus joli. Un nouveau langage à maîtriser, celui de la sénilité. Il n'y avait qu'une autre locataire lucide à l'étage, capable de tenir un minimum de conversation. «Mais c'est *Vol au-dessus d'un nid de coucou*, ici !» que tu me lanças.

Rien ne t'échappait, maman. Malgré ta gueule de boxeur qui se remet d'un K.-O., tu retrouvais peu à peu tes esprits. On t'aurait presque souhaité, dans les circonstances, le luxe d'une amnésie complète. Mais valait mieux abandonner l'idée. Le bon Dieu, dans son infinie tendresse, t'avait voulue éveillée et mordante jusqu'à la fin. Coûte que coûte. Ça rendait seulement les premiers adieux déchirants. Je te revois encore, au bord de ton nouveau lit, dans ton fauteuil roulant, l'air hagard, inquiète, désemparée : «Tu vas voir, tu vas être bien !»

J'avais l'impression, pour la première fois de ma vie, de t'abandonner, de laisser à d'autres le soin de s'occuper de toi, mon enfant blessé, ma petite fille vulnérable et impotente, ma maman chérie. Ces quelques instants où j'ai perçu ton égarement m'ont laissé l'impression d'une seconde coupure du cordon ombilical, d'une déchirure au bas-ventre.

— Tu ne t'en vas pas tout de suite, ma Sophie ?

— Faut que j'y aille, maman, le travail m'attend.

En te disant bye-bye, en m'autorisant à partir, en te laissant aux mains de purs étrangers qui ne savaient pas d'où tu venais ni qui tu étais, mon cœur s'est fendu en quatre, le sol s'est ouvert. Une phrase toupinait inlassablement dans ma tête : c'est la seule chose à faire… J'ai dû pleurer jusqu'au lever du soleil.

«Tu vas voir, tu vas être bien !»

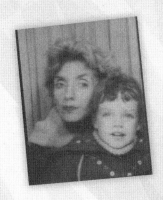

Résignation d'emprunt

Ô ma jeunesse abandonnée
Comme guirlande fanée
Voici que s'en vient la saison
Des regrets et de la raison.
GUILLAUME APOLLINAIRE

Chambre avec vue

Bien, dites-vous ? Le haut de gamme ; en *sol* majeur. Dans l'ouest, à flanc de montagne, avec vue sur la ville. L'essentiel sur moins de dix mètres carrés : un lit, une table de nuit, une penderie et une chaise. « Prenez place, je vous en prie. » Trois petits murs séparés par des rideaux blancs de percale fixés à des tringles, que l'on écarte au besoin pour les soins personnels ou pour l'intimité. Photos des miens, dessins des petits et quelques traces de gris. Un droit de passage sur le territoire de ma voisine et un coin pour ranger ma berline. De quoi je me plaindrais ? Ah oui, j'oubliais, un plafond aussi, écran permanent où projeter mes détresses et mes rêveries.

La voisine ? Pas dérangeante. Aveugle et complètement sourde. Pas le genre à vous embêter. Tranquille aux portes, quoi. « PHILOMÈNE, PHILOMÈNE… » Rien ! Dans sa tête, le silence à perpète. Une sorte de chance, pour elle aussi. C'est avantageux pour la confidence et le bon voisinage.

Mais ma nonagénaire de voisine ne semble vraiment pas embêtée par ma présence, tout accrochée qu'elle est – toute régressée, dirait le grand Singe autrichien – à ses fantasmes de jeunesse. Chaque matinée – et parfois même en reprise en après-midi –, Philomène ferme les yeux, relève sa jaquette, remonte légèrement le genou droit et retrouve avec délectation son bouton du bonheur. Comme ça ; sans plus de gêne ou de manière. Comme si de rien n'était ! Comme s'il s'agissait d'une banale démangeaison! Pas obsédée ou amorale pour autant, Philomène; simplement… bien dans sa peau!

Pour ce qui est des autres – bénéficiaires, clients, malades, je ne sais plus comment les appeler –, le moins que l'on puisse dire, c'est que ce n'est pas le clan des recrues. Pas un d'autonome. Une sorte de club des sans-atout. Certains rient; parfois tellement fort que les notes grelottent. D'autres pleurent, frustrés de leur impotence ou chagrinés par l'abandon des leurs. Curieux comme les gens qui ont en commun leur marginalité perdent souvent, et sans trop s'en rendre compte, toute combativité. Ils arrivent passivement, doucettement, à se couler dans un même moule. Abdication résignée commence par soi-même!

Mais cela n'empêche pas la vie, beau temps, mauvais temps, de remonter sur les planches à chaque jour. Et dans le vaudeville qui se joue ici, il ne manque pas d'acteurs pour donner la comédie. Vipérine-la-drôle qui marche au pas de course dans les corridors; Aldérie-la-piqueuse qui, à 246 livres bien pesées, cherche à se faire invisible; Léonne-la-gentille qui tient à tout prix à nous rendre service – «Merci, Léonne, merci, ça va aller» – ; Juvénal-la-couche qui n'en finit plus de perdre ses cheveux et Tancrède-la-jaquette qui égare tout le temps ses prothèses dentaires. Mais pendant que se joue cette tragicomédie de boulevard, la pendule d'argent, elle, ne cesse de nous narguer: «Tic, tac, tic, tac, tic, tac… Coucou, je vous attends!»

Au début, je n'en finissais pas de reluquer ces estropiés de la vie. «Que nous sommes peu de chose!» pensais-je secrètement. Je regardais aller Marie-Berthe. Traîne-misère qu'elle était devenue avec le temps, Marie-Berthe: «Hé, là-haut, m'auriez-vous oubliée?» Quatre-vingt-dix ans, pâle, exsangue, qui faisait son âge. Mais était-ce là une raison d'user, à son endroit, de pareille désinvolture ? Hier encore, on l'appelait « Madame Marie-Berthe ! » Aujourd'hui, c'est : « Allez, file, mémère, on n'a pas que toi à s'occuper ! » Il aura suffi de quelques cellules cervicales détraquées pour que le simple attribut « Madame » démérite aux yeux de son entourage…

Parfois, n'en pouvant plus de pousser sur ses roues, Marie-Berthe s'arrête net, passe une main tremblotante d'épuisement dans ses cheveux blanc neige et regarde autour d'elle. Sans insister, d'un regard furtif, comme si quelqu'un allait se présenter pour venir la chercher. Puis elle continue sa route, persuadée que, partout sur la terre, les gens sont devenus décrépis comme elle. Et que même les jeunes sont déjà trop vieux pour venir la voir. En passant près d'elle, un visiteur indigné marmonna récemment : « Qu'attendez-vous, Christ, pour venir la chercher ? » Blasphème ou cri du cœur ?

Puis il y a la centenaire, toute crochue, tapie au fond de son luxueux fauteuil. Qui pleure en poussant des petits cris de souris : « Timothy, quelle heure vient, Timothy, quelle heure vient ? » Évident qu'elle a oublié depuis longtemps sa lucidité au vestiaire de son passé. Elle a dû être très jolie autrefois, alors qu'elle allait danser au bal, et que l'amour lui venait au cœur et au corps. Ses yeux malins et bleus, quand ils s'arrêtent sur moi, un instant, en témoignent : « J'étais belle, vous savez ! Des hommes m'ont follement aimée ! J'ai connu l'amour, j'ai eu vingt ans. Mais c'est si loin ! » L'argent à profusion ne l'a pas immunisée contre la douleur de vieillir dans l'absolue solitude.

Sa blonde accompagnatrice – une jeune et jolie Finlandaise qui, en se penchant, exhibe fièrement de généreux seins admirablement galbés dans un soutien-gorge à dentelles – s'informe dans un pénible français : « Avez-vous-tu mal à quek part, *Madam* ? » La dame, trop vénérable pour manifester visiblement son impatience, fulmine par en dedans : « Mal à quelque part... Aux fesses, pardi ! Pas besoin d'un doctorat en gériatrie pour deviner ça, il me semble ! » Cent ans de solitude, à cheval, en voiture ou sur les fesses, dieu que ça doit être long !

Quant à Anatole, quatre-vingt-dix-sept ans, perclus de rhumatismes, il ne cesse de répéter à qui veut l'entendre qu'il est fatigué de vivre : « Je ne suis que douleurs et contorsions. » Depuis que sa comtesse est morte, il ne cesse de vieillir et de perdre en qualité de vie. « Et puis tous ceux que je connais sont partis. Quel ennui ! À mon tour, j'exige de mourir. »

Tous victimes de la vie : « On vieillit comme on naît. » Mais la plupart éberlués de se retrouver si vite en fin de course : « Quoi ? Déjà ! » Accusant les pertes inévitables de la vieillesse : édentés, ablatés – d'un sein ou d'un syndrome – et souvent retournés en enfance. Mais tous pleurant sur leur infinie solitude : « Que sont mes enfants, mes amis, devenus ? »

Mais moi, dès mon entrée dans ce qui a toutes les allures d'un gîte du trépassant, j'ai juré qu'on ne m'y prendrait pas. Je décidai tout de go de conjurer le sort ; à chaque jour, j'allais être habillée, parfumée, coiffée. Maquillée, ça me donne l'impression d'être vivante. Qui pourrait dire, à me voir si bellement fardée, si droite dans mon infirmité, que je suis, comment dire... que je suis... comme je suis ! Je crois fermement aux vertus curatives du maquillage. Il redresse le moral affaibli par trop de solitude. Il vaut mieux que les boissons euphorisantes ou les drogues abrutissantes. N'est-il pas mieux un visage aux couleurs de la vie qu'un masque grave suintant la tristesse et l'ennui ?

Et puis, j'ai la chance de me balader partout aux commandes de ma berline à roulettes : direction assistée, transmission automatique, siège-baquet, appui-tête amovible, porte-bagages adaptable. Un véritable véhicule utilitaire sport. Modèle hybride en plus : alternance énergie électrique et traction humaine. Il ne manque que le démarreur à distance. Mais ça viendra sûrement avec les prochains modèles qu'on nous annonce équipés d'un GPS. On pourra ainsi nous suivre dans tous nos déplacements. Adieu liberté minimum et bienvenue sécurité maximum !

Drôle de hasard que de me retrouver en résidence permanente en face d'un lieu de pèlerinage où ma mère aimait tant venir. En bonne fidèle qu'elle était, elle fréquentait l'oratoire Saint-Joseph avec la régularité de la pluie en automne. Elle qui s'était toujours identifiée au malheur, faut-il s'étonner qu'elle ait fusionné avec les béquilles, les infirmes et les pauvres ? Comme s'il lui fallait, pour se sentir exister, être quelqu'un d'autre... et malheureux si possible : un chat blessé, un chien sans queue, un orphelin de la guerre, une femme battue et quoi encore.

De la fenêtre qui se trouve au bout du corridor du cinquième, je peux même apercevoir des gens qui montent les marches à genoux. À genoux ! Est-ce dieu possible ? Le monde à l'envers ! En tout cas, si je pouvais quitter ce maudit fauteuil roulant, c'est clair que la dernière chose qui me viendrait à l'idée, ce serait de marcher sur les rotules !

Heureusement, j'ai Marc. Pas mauviette, Marc. Beau temps, mauvais temps, il est là. « Le saint homme ! » L'admiration qu'il suscite : « Mesurez-vous votre chance, madame Thibault ? » Comment donc... Qui me réconforte de sa présence aussi absente qu'envahissante : « Laisse, je vais te faire manger... D'aucun intérêt pour toi, cette fête organisée cet après-midi... Ce soir, je vais te faire la lecture d'un livre que j'aime beaucoup... » Réduite à mon banal réduit, il voit bien, dans mes yeux, ma supplique angoissée : « Me quitte pas, je t'en prie ! Te fie pas à mon air faraud ; au fond, j'ai tellement peur ! »

Ne manque jamais de m'embrasser en repartant : « Bonne nuit, mon amour. » Me fout les boules à chaque fois. « À demain, admirable et admiré Saint-Parfait ! »

Anorexie amoureuse

Quel couple étrange nous formons, Marc et moi. Comment fait-il ? Comment est-ce que je fais ? Comment faisons-nous ? Nous sommes encore ensemble ! Que de chemin parcouru depuis le « oui » tonitruant de Marc au pied de l'autel. Que de découragement, que de dépassement. Que d'interrogations, de doutes, de colères, de satisfactions, d'incompréhensions… Mais pourquoi réussissons-nous, nous ?

Nous nous aimons, certes, mais d'un amour infirme. Ancien jésuite, Marc est demeuré un ecclésiastique en mission humanitaire auprès de la femme abîmée et sans défense que je suis. Petit bonhomme à sa maman, qui sait s'il aurait pu en aimer une vraie, qui eût exigé de lui ? Puis, une demi-portion de femme, c'est toujours très reconnaissant. Homme de devoir et de principe, Marc trouve plutôt sa compensation dans l'admiration qu'il suscite chez les autres. Il trouve sa valorisation à travers le regard que son entourage, immédiat ou éloigné, porte sur lui.

Comme d'autres se baladent main dans la main, Marc et moi poursuivons notre route cœur contre cœur. Plus enclin aux oraisons jaculatoires que porté aux prouesses d'alcôve, il a fini par étouffer toute sensualité en moi. Plus souvent qu'autrement, il semble tout aussi préoccupé par les bonnes manières que par les étreintes passionnelles. Je ne peux oublier cette lettre qu'il m'écrivit un jour avec candeur et enflure stylistique :

Ma chère femme,

Je ressens certains comportements ou certains gestes chez toi comme des infirmités affectives et je voudrais t'aider à y remédier. Et, à mon point de vue, le geste de mettre la table est chez toi un de tes gestes infirmes. Je sais que tu es fatiguée et très déprimée parfois ; tu n'as pas, bien sûr, beaucoup de distractions et tu es aux prises avec un quotidien routinier qui t'enlève pas mal de ressort. Mais il me semble que tu exagères à la fois mes exigences et tes occupations pour laisser subsister chez toi certaines fixations malheureuses. Parce que le geste de mettre une table, ça peut être bien plus que tu l'imagines, bien plus chargé de savoir-faire, de savoir-vivre, d'affection profonde, d'attention aux autres, de sympathie vivante et chaleureuse que tu n'as l'air de le croire.

Évidemment, toi comme moi, nous n'avons été aucunement éduqués à ce sujet. Se mettre à table, chez toi comme chez moi, c'était s'asseoir les uns à côté des autres pour subir le moins longtemps possible la corvée d'être ensemble et de se refaire un estomac. Rappelle-toi notre désolation à tous deux après certains repas pris chez toi ou chez nous ; rappelle-toi nos propos. Comme les gestes de ton père ou de ta mère nous blessaient même parfois et nous laissaient pantois.

Je pense ne pas te blesser en te disant que tu as tendance à être comme ta mère, sans plus de cœur ou de manières qu'elle pour faire les frais d'une table invitante, accueillante, chaude, pleine, réconfortante déjà même avant que les plats et que la parole ne l'animent.

As-tu imaginé comment la table pourrait être un lieu privilégié pour notre amour ? Essaye un peu de sentir tout ce que tu pourrais mettre de toi pour moi dans la préparation de certains repas et de ta table. Vois un peu tout ce qui peut s'ajouter par surcroît de goût, de finesse, de plaisir, de joie de vivre, dans les moindres petits détails d'une table que tu mettrais toujours avec soin, mais sans recherche.

Pour ma part, j'ai le sentiment très net que tu pourrais ainsi rompre la monotonie et la routine d'un geste si quotidien et que, loin de te fatiguer, ces soins t'aideraient à mieux vivre.

Réfléchis avec toute ton intuition à ce que je t'écris là. J'ai hâte de voir ce que ta bonne volonté et ton amour vont t'inspirer. Moi, je ne t'en parle plus.

Étais-je désespérée ? Non, pas vraiment. Pas à ce moment-là, en tout cas ! J'avais, chevillé au cœur et au corps, le goût de vivre. Et, refusant de mourir, je me justifiais en ces termes mielleux : « Oh, excuse-moi d'être, pour toi, mon cher mari, un tel embarras ! Tu iras sûrement au ciel, mon amour ! Je sais que tu n'oseras jamais dire qu'il te vient parfois à l'idée de tout laisser tomber ! Tout ce dont tu te prives à cause de moi ! Te rends-tu compte que je suis ta prisonnière en liberté surveillée ? Désormais, je me ferai tendre et soumise, je te le jure. » C'était tout un contrat pour chacun de nous ! Mais le cœur a des raisons que la raison ignore.

Certains jours d'orage, angoissée, je me mets en colère, comme ça, pour rien, abreuvant Marc de reproches dérisoires : « Sais-tu que tu m'épuises avec ta sempiternelle bonté ? ! Des fois, je me demande si t'es normal ! Pour moi, t'as pas les pieds sur terre comme tout le monde. Tu rêves en couleurs ! » Ma spontanéité laisse alors tout le champ libre à la culpabilité qui en profite pour revenir au galop : « Je te demande pardon, Marc, pour les insultes que je viens de te balancer au visage ! Au fond, j'ai si peur de te perdre, si tu savais ! » Mais rien ne semble l'ébranler : « Je t'en prie, ressaisis-toi ! » morigène-t-il pour formuler son pardon. « Pardonner ! Ai-je bien entendu ? Tu me pardonnes ! » Je crois chaque fois devenir folle. « Je veux que tu m'aimes, monsieur Saint-Parfait, pas juste que tu me pardonnes ! » que je lui lance alors sardoniquement, grimpée de nouveau sur mes grands chevaux. « J'en ai assez de me sentir ta débitrice ! » Puis nous reprenons nos jeux de rôles respectifs. Inconsciemment, pudiquement, nous savons où se trouvent nos intérêts…

L'autre jour, alors que Noël approchait, je décidai de le surprendre : « Tu sais le cadeau que je vais te faire, Marc ? » Stoïcisme prévisible de sa part devant cette question insidieuse et vaguement malsaine : « Non… » Je m'empressai de profiter du déséquilibre passager : « Je te donnerai tous mes sourires, tous mes bonjours, tous mes bonsoirs, ô mon amour, tous… jusqu'à l'an nouveau ! » Il était emballé : « La bonne idée que tu as là, je te suis déjà reconnaissant ! »

Mais je sentais bien qu'un doute traversait son esprit. Je portai alors le coup fatal : « Mieux encore, je me tiendrai à carreau d'ici le 30 janvier prochain, jour de ton anniversaire ! » Il n'en croyait pas ses oreilles, protesta, me jura qu'il n'en attendait pas tant. Je vis bien qu'il doutait que je puisse me rendre jusque-là sans coup férir. Ce qui ne l'empêcha pas de m'assurer à l'avance de son infinie reconnaissance.

Je me la bouclai donc à triple tour. Si bien, au fait, que Marc se désola que je n'ouvre plus la bouche. « Mais parle donc ! Tu es là, pas un mot, sans sourire, et moi qui fais les frais de toutes les conversations… » Pour une fois que je ne disais pas de sottises. Marc me l'avait tellement répété par le passé : « Tu parles trop, Monique ; tourne donc ta langue… »

Mais heureusement, rien de tout cela ne transparaît dans nos relations avec le voisinage auquel je réussis à donner le change. Il en était de même lors des rares sorties mondaines auxquelles je me résignais autrefois, timidement, prudemment, dus-je m'y retrouver pétrifiée, comme statue de sel.

Et la vie passe. À la salle commune, perchées sur un même barreau, les perruches ne cessent de se bécoter. À la fenêtre, un rouge-gorge vient se poser sur une branche d'arbre. Un autre automne meurt lentement en feuilles détachées.

Sabordage légitime

Le 18 novembre 2004, Télé-Québec diffuse un documentaire-choc portant sur le suicide assisté. Le film retrace les dernières phases du parcours de Manon Brunelle qui, en toute lucidité, décide de se rendre jusqu'en Suisse pour mettre fin à ses jours dans la dignité grâce à une clinique spécialisée qui facilite, légalement, la mort des personnes qui, souffrant trop, décident d'en finir.

La sclérose m'a finalement épuisée. À chaque jour, à chaque heure, la fatigue, là, dans chaque repli de mon corps, telle une *Maladie Transmise Sournoisement*. Ne prend jamais de vacances, la fatigue. Pas même une petite journée de maladie de temps en temps! Ah, le plaisir que j'aurais si je pouvais la lock-outer lorsqu'elle se fait trop abrutissante. Je suis fatiguée d'être fatiguée. Épuisée d'être épuisée. Mais allez donc vous plaindre avec un handicap qui ne se montre jamais à visage découvert!

Car la sclérose, ce n'est pas juste des plaques; c'est aussi une absence chronique d'énergies renouvelables. Aujourd'hui, lorsque je regarde mes jambes pendouiller comme deux pantins à qui on aurait coupé les ficelles, il m'arrive de penser que je suis vraiment à côté de la plaque…

Mais qu'avez-vous donc, mes jambes? À quoi servez-vous, dites-moi? C'est pourtant vous qui devriez me porter, non? Pourquoi c'est plutôt moi qui dois vous enjamber? À chaque jour, vous déplacer, vous déplier, vous remettre en place. C'est moi qui vous traîne, mes jambes. À cause de vous, je roule ma vie de véhicules adaptés en toilettes aménagées en attirant la dérision des malotrus et la prévenance coupable des plus obligeants. Vous ne vous sentez donc pas un peu coupables, vous aussi, mes jambes ?

Et puis, quelle belle jambe vous me faites lorsque des bien ou moins bien portants s'approchent de moi. Pas moyen de tendre la main ou de présenter la joue, vous êtes toujours là, dans mes jambes, à me mettre des bâtons dans les roues. Et vous voudriez que je vous fasse des ronds de jambe alors que vous m'avez si lâchement abandonnée. En fait, je vais vous le dire : j'en ai plein les jambes de vous !

Mais je sais qu'un jour j'aurai ma revanche. Que je serai reconnue pour tout ce que vous me faites endurer. J'imagine déjà un superbe monument, trônant à l'entrée de notre parking à vieux, chemin Queen-Mary. Avec un écriteau bien en vue sur le socle : *Hommage à Monique, patronne des sclérosés !* Je les vois déjà tous – handicapés, paralysés, esseulés, mal foutus – venir implorer mon intervention : « Rendez mes jambes semblables aux vôtres. » Je vous emmerde, mes jambes...

Plus résolue que vous ne pensiez, la Monique, hein, espèces de fumerons ? D'accord, ça n'a pas toujours été le cas. J'avoue avoir tenté, un jour de vacances près de l'étang aux canards, de rapprocher l'échéance inscrite quelque part dans le grand livre de la vie. Une sorte d'aller simple sur la route des étoiles.

Avec le peu de force qui me restait, je tapai ce jour-là, non sans avoir volontairement omis d'insérer une feuille dans l'alimentation de papier : *Et si je partais, demain, au petit matin. Je veux dire, si je mourais, demain, à l'aube. Si je perdais, tout d'un coup, le rythme de vie. Je veux dire... si mon cœur, demain matin, cessait de toquer. Qui, mais oui, qui verrait cela ? Si je cessais, demain à l'aube, d'avoir un nom ou un chiffre à ma peau, qui le saurait ?*

Mais, gaffeuse comme je suis, je n'ai même pas été foutue de réussir un cocktail suffisamment explosif pour produire l'effet escompté. Trop improvisée comme méthode. J'ai dû confondre les quantités. Ai eu l'air d'une vraie débutante. J'en ai été quitte pour quelques plages de sommeil artificiel. Mes petites vacances à moi toute seule... l'espace de quelques heures.

Atteinte d'une forme souffrante de sclérose en plaques, Manon, elle, a choisi de lui faire son compte à la vie. Une fois pour toutes. En avait assez de dépérir, assez de s'en prendre à la planète tout entière. Elle a opté pour la clinique spécialisée. Loin en Suisse, là où on lui donnait le droit d'avoir le dernier mot. La mort en poudre, diluée dans un dernier verre, au son d'une ultime mélodie, après avoir grillé une millionième cigarette. Une sortie de gala, en pleine télé, par l'entrée des artistes !

Manon a choisi de souffler elle-même la lumière. Courage ou lâcheté ; surtout pas moi qui vais la juger. Toute cette souffrance à fleur de peau. Comme je la comprends. Mais, dites-moi, vous mes jambes, quel espoir reste-t-il lorsque l'âme est fatiguée d'être fatiguée, épuisée d'être épuisée ?...

Au fond, moi, je veux vivre au sein des eaux, sur une île déserte, parmi les primevères et les lilas, sous un saule en larmes. Je veux vivre pour m'endormir un jour et non pas pour mourir...

Résidence surveillée

Mais la vie n'est pas faite que de déconvenues. Il y a en effet de ces moments où la chance tourne de notre côté. Ce fut le cas l'autre jour. Ai eu droit à une véritable sortie de gala. Au Casino de Montréal. Une soirée-bénéfice pour les roulis-roulants comme moi. Sophie comme présidente d'honneur et moi à titre de sclérosée *honoris causa*. Soudain, tout le monde à mon service : « Madame Thibault par ci, madame Thibault par là. Qu'est-ce qu'on peut faire de plus pour vous, chère madame ? Laissez-moi vous aider, je vous en prie. »

Le bonheur, je vous dis. Les photos, les interviews, les révérences de toutes sortes. « Enchantée, monsieur ; ravie de faire votre connaissance... madame ? Redites-moi votre nom déjà ? » Que du bien beau monde. Tout cela me semblait tellement vivant que j'aurais bien voulu m'y installer à demeure. « Garçon, une autre côte de bœuf, s'il vous plaît ! »

Mais quel drôle de divertissement ! Chacun accroché à son mancheron de fortune. À chaque étage, leur banal réservoir de rêve à la main, le regard béant, espérant qu'un bonheur en pièces leur tombe dessus. Est-ce ce flot de lumières qui les aveuglait ? Ce bruit de métal qui les rendait sourds ? Il y a même des boutons pour les moins vigoureux... ou les plus handicapés ! « Monique, pèse sur le piton ! » Ça tournait si vite, je ne voyais rien... « Sophie, j'ai-tu gagné, dis-moi ? Deux bananes, trois cerises... Faut-y que je recommence ? » S'il avait fallu que ça se mette à tomber, tous ces jetons. Moi qui arrive à peine à tenir un papier mouchoir. Et Marc qui somnolait déjà sur sa chaise au bout de la table. Ça va, j'ai compris, on rentre.

Minuit. Première fois que je ne respectais pas le couvre-feu ! De retour à mon adresse institutionnelle, où régnait un silence de mort. Redevenue une bénéficiaire parmi d'autres. Mon lit, ma chaise, ma solitude, mes gageures secrètes. Les jeux sont faits, plus rien ne bouge ! Le bonheur, disais-je…

Récemment, à mon village des invalides, on nous a mis au régime santé : glucosamine, antioxydants, oméga-3… Un véritable buffet ouvert : lait de soya, pousses de luzerne et graines de lin à volonté ! Auriez-vous quelque chose pour le dysfonctionnement énergétique, docteur ? L'énergie cardio, l'équilibre des chakras, le taï chi, dites-moi, lequel convient le mieux à ma palette de douleurs ?

« Allez, les p'tites mémés, il faut être de son temps. Déjà qu'avec nos maladresses et nos déséquilibres on a parfois l'air de danseurs hip hop ! » Mais moi, ma mise en forme, c'est encore dans ma tête que j'arrive à la faire le mieux. Comme ça, les jours de bingo, avec mes vieux. L'appareil bien branché et la carte de jeu adaptée : B8, G52, O64… « Attention, il y a une gagnante là-bas, au fond, à droite. » Oui, c'est ça, là-bas est bien la seule place où je peux espérer gagner : à droite de mon indifférence, au fin fond de mon insignifiance…

Mais il n'y a pas que le jeu qui s'avère distrayant dans mon centre adapté aux inadaptés. Une fois la semaine, beau temps, mauvais temps, c'est l'appel aux grandes ablutions. Nous nous retrouvons tous – Philomène, Tancrède, Marie-Berthe et les autres – à la file indienne, savonnette en main, en attente de notre shampoing. On se croirait dans un lave-auto de banlieue par un matin de printemps : *faites le code, entrez lentement, stop !* Chacun à notre tour, nous nous retrouvons suspendus à une sorte de palan, en position regroupée. On nous grimpe la féminité et une préposée, aux gestes aussi désintéressés que mécaniques, nous lessive l'amour-propre.

Puis on nous redépose lentement la dignité offensée sur le lit, nous crème le gâteau et nous poudre la houppette. En n'omettant surtout pas de nous ramener les poignées d'amour sous les aisselles et de nous scotcher une couche toute propre. Ainsi remise à neuf, il me vient parfois à l'idée de filer à l'anglaise et de prendre le large du côté du mont Royal. J'imagine la tête de Sophie annonçant à la une le lendemain soir à la télé: «Nuvite de 80 ans retrouvée hier soir près du chemin de croix de l'Oratoire. On cherche encore des explications…»

Gaston-la-jaquette, lui, vit cela de façon plus dramatique. Ancien diplomate doctrinaire et pontifiant, il meurt de rage à chaque fois qu'il doit se faire nettoyer la masculinité. Les éclairs qui traversent ses yeux en disent long sur ses états d'âme. On comprend facilement que, s'il était plus jeune, il lui casserait la figure à ce Jules qui, tout en sifflotant, lui étire la plissure épidermique pour bien laver son excroissance – jadis – virile: «Vous comprenez, monsieur, roucoule-t-il, je ne voudrais surtout pas que vous sentiez les p'tits poissons des ch'naux!»

Et que dire maintenant de l'humiliation qui nous afflige lorsque la nature décide de se débarrasser de son trop-plein de matières toxiques. Pas de contrôle possible, car, simplicité volontaire ou pas, c'est l'horloge biologique qui, seule, décide du moment de la grande défection. Les débordements produisent chaque fois leur effet de surprise: plus de culottes protectrices qui résistent, plus de volonté qui retienne quoi que ce soit. C'est dans ces moments-là que l'on mesure tout l'impact que peuvent avoir les gaz à effet de serre sur l'environnement immédiat!

Les préposés, valides et en pleine possession de leurs moyens, ne peuvent, eux, comprendre le malaise qui nous ronge: «Ne vous retenez surtout pas, laissez-vous aller. Vous n'aurez qu'à sonner et nous viendrons tout nettoyer.» Quelle humiliation! Vaut mieux avoir préalablement fait le deuil de son orgueil. Philomène, elle, ne s'en laisse pas imposer facilement: «Non, pas question, je veux la garder. C'est MA couche. » Fière de ses dessous, la Philomène…

Mais cela n'empêche pas le temps de filer. Un samedi en amène un autre. La grisaille succède à la pluie. Les semaines s'en vont et s'en viennent, sans cesse, toujours les mêmes, du Nouvel An à la Saint-Sylvestre. Dimanche, lundi, mardi, mercredi, jeudi, vendredi, samedi. Se lever, se laver, se vêtir, se coucher et tenter de dormir. Pardon : attendre qu'on vienne nous lever, nous laver, nous vêtir, nous coucher et nous endormir à coups d'anxiolytiques. S'assurer que les prévisions nécrologiques demeurent stables : zéro absolu au baromètre de la vie. Vivre par procuration ; survivre par autodérision : *I'm laughing on the outside. I'm crying in the inside, 'cause I'm still in love… with life !*

Dialogue de sourds

Reliquats – reliquaires ? – de notre piété passée, il y a une chapelle tout au bout du corridor du deuxième étage. Sobre et calme comme endroit. Je m'y donne souvent rendez-vous. Cette pièce m'attire avec ses lampions dont la flamme m'apaise et m'amadoue. Accroupie dans mon fauteuil croulant, je reste là sans bouger. Comme en attente de voir qui ferait le premier geste. J'aimerais bien prier, mais, hélas, ne prie pas qui veut. Mon épreuve au pied de la croix, quelle aubaine ce serait. Mais j'ai trop de respect pour me contenter de demi-mesures, trop de respect pour la foi de sœur Claire et de mon amie Mia qui, chez elles, est faite de ferveur, de sincérité et d'intelligence.

« Mais qui es-tu, toi, Dieu du ciel et de l'enfer ? Pourquoi te caches-tu ainsi dans des petits morceaux de pain ? Secs en plus. Crois-tu vraiment que j'arriverais à transporter des montagnes en mangeant aussi léger? Et puis, dis-moi, pour quelqu'un qui est censé maîtriser la Parole de Dieu, tu ne me fais pas la causette trop souvent!»

Faut dire que mon curriculum vitæ spirituel est plutôt court. Catholique et baptisée, j'ai fait ma première communion. Et bien d'autres bondieuseries par la suite; exigences sociales et parentales obligent. Me suis souvent agenouillée également – «Bénissez-moi, mon père...» – toute écrasée que j'étais sous le poids des péchés que les religieuses disaient que j'avais commis. Mais à tout dire – «*Confiteor Deo omnipotenti*» – je n'ai jamais eu foi en ce Tout-Puissant dont le cœur a tant aimé les hommes mais si peu les femmes. Et qui laisse songeuse l'*abandonnienne* que je suis à la vue de son Fils crucifié l'implorant à haute voix: «Mon Dieu, mon Dieu, pourquoi m'as-tu abandonné...»

Mais je ne me gêne pas pour autant chaque fois que l'occasion m'est donnée de lui adresser quelques-unes des questions qui me tenaillent. «Ouvre donc grand les oreilles, fiston; puis prends ton calepin et ton stylo. Et tu peux respectueusement me remballer derechef tes arguments à la gomme – qu'ont répétés à l'infini tes apôtres et tous les saints –, à savoir que tout serait de notre faute, de notre faute, de notre très grande faute. Comment peux-tu...

«Tout de go, cher Fils de Dieu, laisse-moi te dire que plus je te regarde, moins je comprends. Ainsi donc, à ce qu'on m'a dit, tous les jours que le bon Dieu, ton père, amène, tu serais exposé, avec ton corps et ton sang, dans tous les tabernacles de toutes les églises du monde. Et pas seulement et exclusivement à la basilique Saint-Pierre de Rome. Mais bien partout, partout, partout; aussi bien à l'humble église Sainte-Cunégonde qu'à la majestueuse cathédrale Notre-Dame-de-Paris. Difficile à croire, avoue!

« Et ton père aussi, il serait partout ? Si c'est bien le cas, je m'étonne que ce ne soit pas la cohue quotidienne au pied de tes autels. Que ce ne soit pas, jour et nuit, vers vous trois – Père, Fils et Esprit saint – la ruée ! Que ce ne soit pas, dans toutes les églises de la terre, comme une sorte de *Boxing Day*, comme une espèce de raz-de-marée où l'affluence serait telle qu'il faudrait recourir à l'aide de la garde nationale pour contenir la foule – de tes, de ses, de vos – admirateurs.

« D'autre part, je ne sais pas à qui tu as parlé au juste depuis tout ce temps – depuis des siècles et des siècles –, mais, toujours à ce qu'on m'a dit, tu serais partout. Tu serais donc censé tout voir. Alors en bas, à gauche, les guerres, par exemple, tu les vois ? Si oui, pourquoi ne fais-tu rien pour les empêcher de se battre entre elles, tes créatures ? Pourquoi ne bouges-tu pas ? Pourquoi ne lèves-tu pas ton adorable et puissant petit doigt ? Je ne te comprends vraiment pas, tu sais. Les cadavres qui pourrissent dans les rues, tu les vois ou pas ? Te rends-tu compte au moins que cette présence du mal partout sur la terre ne fait qu'augmenter la suspicion à ton endroit ? Comme beaucoup de gens, je me dis souvent : "Quel bordel ! Mais qu'est-ce qu'il fout celui-là ?" De bonnes paroles – même de Dieu – c'est bien beau, mais ça ne met pas fin aux guerres et aux génocides !

« Et puis, toi qui es capable de marcher sur les eaux, pourquoi ne me débarrasses-tu pas de ce satané fauteuil roulant ? Pourquoi ne me le décolles-tu pas des fesses comme tu souhaiterais qu'on s'arrache un œil s'il se permettait un regard trop envieux ou trop coquin ? Sais-tu ce que c'est que de passer sa vie dans un agrès de ce genre ? Pourquoi nous laisser plongés, nous tous ici – Philomène, Tancrède, Marie-Berthe et les autres –, dans cet effroyable merdier qu'est la vie ? Comment peux-tu te balader en paix dans ton royaume de Dieu alors que nous sommes devenus si bancals ?

« Et puisque nous y sommes, Jésus, explique-moi un peu pour le *Minuit, Chrétiens*. Pourquoi chanter : *c'est l'heure solennelle, où l'homme-Dieu descendit jusqu'à nous* ? Sommes-nous donc tombés si bas ? *Pour effacer la tache originelle.* Quelle tache ? La pomme ? Voyons donc ! *Et de ton Père arrêter le courroux.* Il serait donc vexé, ton père ? Indisposé, ton plus-que-parfait paternel, lui qui est censé être au-dessus de la mêlée, là-haut dans son – dans votre – ciel ? Non, je ne comprends pas, je ne comprends rien de rien. Et pourquoi serait-il fâché contre nous, ton divin papa ? À ma toute petite idée, s'il est déçu à ce point, il n'a qu'à s'en prendre à lui. Lui qui savait tout à l'avance, non ?

« Serait-ce parce que notre sainte mère l'Église nous a parlé trop longtemps en latin que nous serions demeurés si nigauds ? *Peuple à genoux, attends ta délivrance…* Sa délivrance de quoi ? Tu sais une chose, cher Fils résigné, je crois que j'ai une toute petite explication à ce que je crois être ton angélisme rédempteur. À l'époque – celle où les peuples à genoux attendaient de toi leur délivrance –, je présume que tu devais être alors affligé d'une sorte de névrose céleste. Ce qui expliquerait pourquoi tu t'es laissé crucifier par les tiens, non sans avoir d'abord tout mis en œuvre pour les provoquer avec tes paraboles, tes miracles et autres originalités du genre.

« Et puisque nous y sommes, autant être franche avec toi – *Confiteor Deo omnipotenti* –, je crois que je l'aurais la foi, comme ça, tout de suite, si tes prélats à surplis et à barrettes ainsi que tes calotins à chasubles et à parures cruciformes cessaient de parader – véritables *drag queens* pontificales – à chaque fois que Sa Sainteté trépasse ou qu'un de ses princes consorts accède au Saint-Siège.

« Mais ne crois surtout pas pour autant à de l'impertinence, ni à de l'outrecuidance, voire à de l'irrévérence de ma part, cher

Rédempteur. Vois plutôt chez moi une grande naïveté. Essaie de me comprendre, toi qui es censé tout connaître et tout pardonner. Je vois bien l'éblouissante beauté d'une rose, l'éclat du soleil levant, la complexité du corps humain. Au fait, je ne cesse de m'extasier devant ton abondante créature. Mais j'ai beau faire, je ne la ressens toujours pas, cette foi du charbonnier. »

Comme j'aimerais croire à un dieu – visible ou invisible, peu importe – qui ne vous juge pas et qui ne vous abandonne pas. À un dieu qui ne se cache pas dans les catéchismes, mais qui s'émeut des cataclysmes. À un dieu qui, à la fois père et mère, me ferait oublier l'impertinence de Roméo et la perfidie de Rose. À un dieu qui ne se laisserait pas enfermer dans des tabernacles en or, mais qui chercherait refuge au fond des cœurs. Si seulement je pouvais être assurée qu'il existe ce dieu du bonheur sans fin – sans faim ? –, de la justice pour tous et de la consolation éternelle, j'aurais hâte de mourir pour simplement aller le rejoindre.

Jusqu'ici, la promesse céleste n'a en rien diminué mes peurs. L'au-delà m'inspire au contraire les plus grandes craintes. « Et si j'allais être punie ? » Et si j'allais être précipitée dans la géhenne de feu à cause de mon incrédulité… moi qui vis déjà le calvaire, toute clouée que je suis par mes plaques depuis les siècles des siècles ! Et la résurrection des corps, alors ! S'il fallait, grands dieux, que je revienne à la vie, sclérosée et impotente. Quelle impasse ! *De profundis clamavi…*

Donne-moi, de mon enfance,
un souvenir auquel m'accrocher.
Donne-moi seulement un Noël de poissons rouges
et de bonbons en boules.
Donne-moi un enfant dans une crèche
et l'âne et le bœuf qui souffle dessus.

Donne-moi la paix des berceaux
et je te cajolerai, enfant de l'Immaculée !

Donne-moi les clartés de la lune
et sa manière de voir les hommes.
Donne-moi les tendresses d'une amante
et ses jeux enflammés.
Donne-moi l'intelligence d'une fée
et la fortune de l'âme.
Donne à mon sein le bonheur d'une présence
et je t'ouvrirai mon cœur, fils du charpentier !

Donne-moi la vertu d'une mère attentive
pour les soins de l'amour.
Donne à ceux que j'aime
le savoir de la générosité.
Donne-leur des mains qui s'offrent
et du cœur dans la poitrine.
Donne-leur la vie dans un immense panier
et je te suivrai, vagabond de l'amour !

Donne du rythme à mon sang
et de la chaleur à mes os.
Donne-moi du souffle dans la course
et l'acceptation de ma misère.
Donne un sens à mes limites,
et la vie enfin comprise.
Donne-moi un rien de ta puissance,
et j'en ferai des merveilles, thaumaturge des âmes !

Donne-moi les tons d'une verte espérance
et, du printemps, sa luminosité.

Montre-moi une nuit criblée d'étoiles
et fais-moi cadeau de l'une d'entre elles.
Donne-moi la rivière qui s'endort
et les montagnes qui la gardent.
Donne-moi la sagesse des ombres,
et je te saluerai en passant devant le gibet.

Mais par-dessus tout, donne-moi
l'assurance de ton existence.
Donne-moi de risquer la confiance,
celle d'une fille aimée de son père.
Donne-moi de ne rien entendre d'autre,
de ne plus chercher ni comprendre.
Donne-moi l'innocence, oubliée au jardin
    de mon enfance,
et je croirai en toi, Dieu de l'impotence !

Mais dis-moi, Sophie, le sais-tu, toi, ce qui arrivera lorsque
les lampions se seront éteints ?

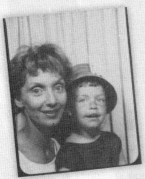

Apprivoisement institutionnel

La bravoure,
C'est quand on est seul
à savoir qu'on a peur.
Franklin P. Jones

Mort celée

Rongée par la culpabilité, je suis revenue chaque jour, aux premiers temps. Convaincue que la sénilité ambiante allait déteindre sur son cerveau rescapé de la folie qui l'avait assaillie lors des jours précédant son entrée à l'Institut. Au fil des semaines, papa, Luc et moi avons tenté de reconstituer son univers : photos de famille, tableaux, fleurs, toutous, lampes... Tout pour donner un peu d'âme à ce qui, à nos yeux, avait toutes les allures d'une chambre à tortures. Tout faire pour ne pas entendre la phrase crève-cœur – «Je serais mieux à la maison» – qui, malgré nos efforts, est tout de même venue à de multiples reprises, pendant plusieurs années. Et qui, chaque fois, me lançait un défi : pourquoi ne pas la prendre avec moi, payer une infirmière, acheter une maison adaptée?

Chaque fois, je me raisonnais en pensant au niveau d'épuisement de papa. Chaque fois, je LA raisonnais à grands coups d'arguments logiques, après que mon père lui eut servi tous les siens. «Tu es bien mieux ici, maman, c'est joli, tu as des soins, tu es surveillée de près. C'est plein de monde sympathique. Tu es logée, nourrie, coiffée, divertie... C'est quand même mieux que tes quatre murs avec ton mari toujours parti faire des emplettes?» Mais mon monologue apologétique était loin de la convaincre : «Bof...»

Nous en a-t-elle voulu secrètement? Sur-le-champ, je n'y ai pas songé. Dix ans plus tard, on me posa la question à la télé, en direct, sous les projecteurs. Silence, ahurissement : « Mon Dieu, je n'en sais rien ; je vais lui demander demain. » Ce qui fut fait sans attendre.

— Maman, ton déménagement à l'Institut... Étais-tu fâchée contre nous ? As-tu pensé que nous nous étions débarrassés de toi ?

— Mais jamais de la vie, mon trésor ! Pas une seconde l'idée ne m'a effleuré l'esprit...

Entourloupette habile ; mensonge pieux ? Qu'importe, sa réaction eut l'effet d'un soulagement pour moi. Une tranche de moins à ajouter à ma vaste couche de culpabilité !

Notre vie s'est donc transportée au 4565, chemin Queen-Mary. De l'Action de grâce à la Toussaint, de la pleine lune au dernier quartier, à force de résignation et à grands coups de sourires, maman a refait sa vie de handicapée... à soixante-dix ans ! A lié des amitiés par dizaines, a emberlificoté préposés et infirmières. Est devenue la duchesse du rez-de-chaussée. Madame Thibault, la mère de la lectrice de nouvelles. Raison de plus pour pavoiser et s'assurer que tout un chacun soit bien renseigné sur sa progéniture télévisuelle.

Ma mère aux sept vies a su rebondir ; encore une fois ! Sursaut d'énergie vitale. Je vais finir par la croire : elle va tous nous enterrer. Ainsi, sans crier gare, après quelques mois d'adaptation, deuxième acte : je découvre au fond des yeux de ma mère une nouvelle étincelle de vie. Que dis-je, de feu ! Elle a une nouvelle amie, Martine, préposée très dévouée qui ne la quitte plus d'une semelle. Elles ont la même enfance capotée, le même besoin de tendresse et d'attention. Martine est folle de ma mère, la couvre d'affection, la tient au bout du fil pendant des heures. Ma foi, maman est-elle retombée en adolescence ? Un peu de piment fort dans son existence sans saveur et sans couleur ? Papa découvre le pot aux roses, exige le renvoi de celle qui lui a envoyé une lettre enflammée, lui révélant ses desseins les plus fous : déménager maman chez elle ! La pauvre prit la porte assez vite et fut interdite d'accès au rez-de-chaussée.

Ma mère est une sirène. Réussir à subjuguer de la sorte hommes et femmes, à force de charme, de clins d'œil coquins et d'humour grinçant, dans ce dernier refuge qui devait lui servir de tombeau, c'est proprement stupéfiant. Rien ne semble la marquer de façon indélébile, l'atteindre dans son réflexe vital. Ni les odeurs de fèces et sanies qui flottent dans l'air de sa chambre, ni la cuisine insipide de l'hôpital, ni le treuil électrique qui la déménage du lit à son fauteuil roulant. « J'ai l'air d'un veau qu'on mène à l'abattoir ! »

Pas même la mort de sa voisine, quatre-vingt-douze ans, qui expie ses derniers péchés dans un râle bruyant, entre 4 et 5 heures du matin. « *Next !* » se contente-t-elle de dire. La prochaine est plus bavarde et mieux accompagnée. Se succèdent à son chevet ses 5 enfants et 14 petits-enfants. Ça lui fait de la visite en plus, supplément de distraction.

Maman est une des rares privilégiées de l'endroit à pouvoir encore se déplacer par elle-même. Sa main droite, seul de ses membres encore en mesure de lui rendre quelque service, lui permet d'actionner et de diriger son fauteuil roulant. Et elle ne s'en prive pas. Au fait, elle conduit comme elle vit : à cent à l'heure. Elle se déplace si vite qu'on a dû lui ralentir les ardeurs en trois coups de tournevis. Maman manchote, maman bolide !

L'imparfait du subjonctif

Le jour de ses soixante et onze ans, le 14 janvier, la nouvelle nous arriva comme un coup de massue bien senti : notre collègue Gaétan Girouard s'était suicidé. Je perdis le souffle.

Cette tragédie vint peser lourdement sur mes boutons de panique. La mort, c'est mon *soft spot*, ma fragilité, ma terreur. La mort imminente, la Grande Faucheuse dans l'antichambre de ma vie, qui attend depuis toujours de briser mon lien primitif avec ma trop fragile génitrice. J'avais la plaie à vif, grande ouverte depuis les événements des derniers mois: je n'avais plus de résistance aux mauvaises nouvelles.

Le suicide de Gaétan, ce fut une symbolique puissante pour moi qui suis incapable de voir un homme pleurer, un homme mis en échec. Dans mon petit dictionnaire inconscient, la force tranquille du père est le gage de l'ordre et de la survie. L'équilibre, chez les Thibault, passe invariablement par la maîtrise de soi, ingrédient essentiel pour assurer la solidité des fondations de notre fragile édifice familial. Cette tragédie me remit tous ces mécanismes en plein visage. Ainsi donc, faire le récit de sa mort, ce soir-là à la télé, c'était trop me demander.

Mais quelle est donc cette peur panique de perdre ma contenance, d'exposer publiquement mon chagrin? Au fond de mon coffre-fort fermé à double tour, tant et tant de conditionnements inconscients: comme papa, tenir le fort, casquer pour mieux contenir la douleur. Aucune nuance de gris; c'est tout noir ou tout blanc dans mon système solaire. Les émotions bien contenues, sous le verrou, ou la décompensation totale: c'est l'un ou l'autre! J'imagine un grand barrage qui ne peut se permettre la moindre fêlure, sans quoi les villages en aval courent à leur perte.

Et puis, je me raisonne. Le ciel ne me tombera pas sur la tête si je laisse libre cours à ma peine. Il s'agit sans doute de faire la paix avec mes fragilités et de m'autoriser à ne pas porter, comme mon paternel, la terre entière sur mes épaules. Chose certaine, à force d'être en contact avec mes souffrances, je découvre un peu mieux mon humanité.

Comme si le tableau n'était pas complet, le biorythme amoureux était au fond de la cale. Ça allait plutôt cahin-caha. Mon boulot prenait beaucoup de place et, le moins que l'on puisse dire, c'est que ce rythme de fins de semaine n'était pas l'idéal pour la vie sociale. Ma relation ne résista pas au bogue de l'an 2000. J'aurais tant aimé passer le siècle transie d'amour et folle de joie. Bref, adieu et bienvenue… Une fois les larmes essuyées, mon cœur se remit à battre. Cette fois allait-elle être la bonne ? Réponse plus tard dans le bulletin !

Fréquences de mort

Mais si l'amour meurt, la mort, elle, est bien vivante : la revoici qui se manifeste, au solstice printanier. Mon amie Andrée, que j'ai connue par le biais de Promédia, me revient, après quelques années de silence. Sa voix, toujours aussi chaude et colorée, témoigne d'une surprenante sérénité. Elle est atteinte d'un cancer du sein, qui a métastasé aux organes vitaux. Bon, voilà, la vie m'offre une autre répétition générale. Une pièce que je connais par cœur : la mort à votre porte ! Le thème central du roman de ma vie.

J'ai du mal à le croire. La Andrée que je connais depuis cinq ans est heureuse, a rencontré l'homme de sa vie, elle s'alimente bien, se gave de nourritures spirituelles variées, médite et se tient en forme. Quel profond mystère… et quelle maudite injustice ! Quelques jours après cet appel, je la revois chez elle pour ce qui sera sa dernière fête d'anniversaire. Sa magnifique tignasse rousse a disparu, elle marche à l'aide d'une canne, mais son moral est bon. Elle me réserve l'étreinte des grands malades, de ceux qui ont le temps de faire leurs valises… et leurs adieux.

— Les nouvelles ne sont pas très bonnes…

— Vas-y, je m'y connais en mauvaises nouvelles !

— J'entre aux soins palliatifs dans quelques jours. Mais c'est correct. On dirait que je goûte à la vie comme jamais.

Non, ce n'est pas correct dans mon scénario à moi. Ma pauvre Andrée ; si jeune. Me reviennent nos soupers entre amis, notre virée en karting, nos lectures ésotériques, cette journée sur le voilier de ses parents à Québec. J'appréciais sa grande ouverture d'esprit, son amour des êtres vivants, sa douceur, son élégance.

Mais la mort est bien pressée. Je la retrouve sur son lit d'hôpital, faible, chauve, d'une pâleur inquiétante, mais résignée. Andrée boucle ses boucles existentielles, salue pour une dernière fois ses frères, sœurs, neveux et nièces, pleure avec ses parents, règle des chicanes, pardonne à son ancien conjoint. La longue procession des amis s'étire sur tout l'étage. Jusqu'à ce qu'il ne lui reste que l'énergie de respirer.

Je demande à son mari, André, la permission de la veiller. Combien de jours, d'heures nous reste-t-il encore ? Au milieu de la nuit, à deux, en lui offrant nos épaules en guise de soutien, nous la traînons vers la salle de bain. Elle n'est plus que l'ombre d'elle-même, un long corps décharné, suspendu à la vie.

« C'est là que, dans mon cinéma intérieur, je t'ai aperçue, maman. Je me suis vue emprunter les gestes de ton mari soignant, prévoir les coups, perdre le sommeil, ne penser qu'à l'autre affaiblie et démunie. » Quelle est la part du père, la part de la mère, encore une fois, dans la détresse qui me paralyse, dans les gestes que je pose ?

Le lendemain soir, à 20 heures précises, revenue chez moi, j'éclate en sanglots au fond de mon lit. Dix minutes plus tard, le téléphone sonne et André m'annonce que tout est fini.

Avais-je senti à distance son départ définitif? Ce curieux synchronisme me laisse aussi abasourdie que furieuse. Je frappe le plancher de toutes mes forces, sans trop savoir ce qui, du chagrin ou de la colère, guide mes poings. Mais on aurait dit qu'une autre Sophie, en retrait celle-là, assistait à la scène. Avec un regard critique et impitoyable: «Mais sur qui pleures-tu? Pourquoi la mort t'afflige-t-elle autant? On finit tous par y passer. Contre elle, point de remède.»

Le décès d'Andrée a au moins présenté l'avantage de faire poindre une évidence: je suis en rébellion contre les limites, les finalités, les mauvais sorts. Ce sont des cordes, dans mon âme, que je ne veux pas faire vibrer. Je n'accepte pas que le jeu de la vie s'arrête. Comme je n'ai jamais accepté d'avoir une mère malade. Je sais pourtant qu'il est inévitable, ce passage obligé. À force de lire sur la vie après la mort, les voyages hors-corps, la réincarnation, je me croyais immunisée contre la peur, je m'imaginais en paix avec le destin. «La mort comme ultime naissance»; «La mort, tremplin d'une espérance absolue...»; «[...] qui ouvre les yeux des survivants»; «La victoire des poètes». Sans doute.

On n'a pas rendez-vous avec le néant, j'en suis sûre. Mais confrontée aux faits bruts du dernier souffle de vie, la révolte s'empare de tout mon être. La mort nous arrache tout, sans aucun scrupule: elle me gâche vraiment la vie! Non, je ne suis pas prête à laisser partir ceux que j'aime. Je n'apprendrai donc jamais à conjuguer le verbe FINIR.

Escapades paternelles

Quand la bise fut venue, cette année-là, je pris la résolution de vivre, de m'éclater, d'être plus vraie que vraie, dans le feu consumant de l'existence : être, être et être encore. J'avais 13 ans d'actualités et 6 ans d'animation de week-end dans le corps. Je me sentais usée par les mauvaises nouvelles, verrouillée dans mes fonctions de lectrice à tout faire : jours fériés, temps chaud, Noël, jour de l'An... J'étais là, toujours prête – «Bonsoir, mesdames, messieurs» – telle une jeannette au garde-à-vous. J'avais beau quémander une réaffectation, rien n'y faisait.

Bref, je mijotais dans mon jus en échafaudant des plans secrets : tout lâcher, compléter ma maîtrise en psychologie, me rendre vraiment utile au lieu d'abrutir le monde entier avec mes incendies, mes traîtrises, mes guerres, mes décès, mes agressions sexuelles, mes procès retentissants, mes congrès politiques, mes campagnes électorales, mes abus de pouvoir, mes injustices, mes démissions, mes suicides collectifs, mes meurtres gratuits, mes fraudes, mes attentats, mes désastres naturels, mes petits et grands assassinats... «N'en jetez plus, de la misère humaine, la cour est pleine!»

Je désirais mettre enfin en pratique des années de cogitations diverses. Renverser la vapeur en aspirant à l'harmonie, en repoussant le mauvais sort. La source du malheur n'est-elle pas la perception ? La mort n'est rien, c'est la peur qu'on en a qui nous la rend si menaçante. Vivons alors en amont de l'émotion. Accueillons toute épreuve avec la sérénité du moine bouddhiste, comme une invitation à l'expérience vitale. Saluons chaque matin l'aube du jour avec une intention bienveillante. Visons l'ataraxie si chère aux stoïciens !

Mes bonnes intentions s'articulèrent d'abord autour d'un projet de voyage :

— Papa, cet été, je te kidnappe !

— C'est-à-dire ?

— Je t'emmène dans Charlevoix pendant une semaine.

— On verra, on verra…

Non, on ne verra pas, cette fois. Mon père pouvait respirer, aspirer à quelque distraction puisque sa femme était désormais entre bonnes mains à l'Institut. Malgré cette assurance, il n'avait jamais été aussi présent, ne la quittait pas d'une semelle, veillait sur le comité d'usagers, critiquait les menus. Il était devenu bourru, irascible, impatient. De toute évidence, le «placement» de sa femme l'affectait sérieusement.

L'atmosphère était grise, avenue Northmount. Les papiers, les livres, les dossiers, un temps concentrés dans le fouillis de son petit bureau, avaient élu domicile dans toutes les pièces du logement. Il mangeait entre deux piles de magazines, collait des papiers adhésifs griffonnés un peu partout.

Je lui proposai une pause dans le don de soi, une accalmie dans le tourbillon du devoir et des responsabilités. Je voulais prendre soin du soignant! L'aidant naturel pouvait-il se laisser aider?

— Papa, tu as du temps devant toi, de l'argent pour profiter de la vie, tu n'es pas obligé de t'emmurer comme ta femme.

— Oh! ma fille, j'ai renoncé à bien des choses, tu sais.

— Mais tu n'es pas obligé de faire pénitence jusqu'au dernier jour!

Il fallut user de stratégie. Y aller d'un soupçon de chantage: «Pour mes quarante ans, s'il te plaît?» Et démêler une fois de plus le vrai du faux au travers des deux discours qui se faisaient entendre. D'un côté, maman plus que ravie de le voir partir – «Il va se changer les idées, je ne mourrai pas sans lui!» – et, de l'autre, papa qui me jurait qu'elle était catastrophée: «Ta mère ne voudra jamais que je la laisse seule pendant une semaine.» Entreprise titanesque en vue. Mais qui porta ses fruits.

Nous fîmes un beau voyage. Par monts et par vaux, d'un gîte à l'autre, de l'île aux Coudres au parc national des Hautes-Gorges-de-la-Rivière-Malbaie, j'étais en communion avec mon paternel qui avait enfin décroché. J'étais si heureuse de pouvoir le chérir un peu, le sortir de sa routine abrutissante, lui offrir de bons vins, des repas gargantuesques, des chambres somptueuses. Sa curiosité, sa joie de vivre, son intelligence foudroyante, son grand rire éclatant étaient au rendez-vous : à l'Économusée du fromage, au Centre de l'émeu de Charlevoix, papa questionnait, rigolait, s'intéressait à tout.

Mais dans cette intimité retrouvée, je prenais aussi la mesure des assauts du temps sur son corps frêle, sa mémoire chancelante, ses gestes gauches et répétés. À Chicoutimi, après avoir repéré la petite maison blanche qui avait résisté au déluge de 1996, papa rata un trottoir et s'étendit de tout son long au beau milieu de la rue. Il se blessa légèrement au genou. Mais c'est l'orgueil surtout qui en prit un coup. Il se releva sans attendre, ramassa son chapeau blanc, remonta son pantalon et repoussa gentiment les bons samaritains qui étaient accourus vers nous. Il commençait à s'effriter, mon rocher de Gibraltar ! Oui, ses soixante-dix-neuf ans avaient laissé leur marque. Ce qui me plongea dans une profonde mélancolie.

Ce soir-là, pour la première fois de sa vie, reconnaissant et repu, mon père mit sa légendaire pudeur de côté et me dit qu'il m'aimait. Comme ça, sans crier gare. Entre la tarte aux poires et l'Amaretto ! Pourtant pas le genre expansif ou chaleureux, mon papa. Réservé, lointain, sévère, mais juste. La dynamique qui s'était jusque-là installée entre nous en était une de respect mutuel. Pas de débordements émotifs. Jamais un mot plus haut que l'autre. Beaucoup de terre et d'eau, dans nos éléments sacrés ; mais surtout pas trop de feu.

On le craignait, mon père, on l'admirait, on était frappé par sa puissante intelligence, sa générosité et la profondeur de son jugement. Mais employés, collègues et amis l'aimaient-ils ? La question se pose peut-être autrement : mon ex-jésuite de père se laissait-il aimer ? Chose certaine, il était mon héros et j'avais la conviction inébranlable que nous partagions une histoire commune, riche de combien d'incarnations : avait-il été mon mari, mon frère, mon fils à d'autres époques ? Ce sont toutes ces dimensions qui, pour moi, ajoutaient à la profondeur de notre lien.

Je n'avais donc pas le moindre doute sur ses sentiments à mon égard, mais l'écho de cet aveu me dérouta. J'y perçus une pointe de nostalgie, une certaine tristesse. Aussitôt, les voyants rouges s'allumèrent : nous cache-t-il quelque chose ? Il avait du mal à marcher, sa digestion n'était pas à son meilleur. Attention, danger ! Mon père était-il en train d'orchestrer la grande finale, les dernières mesures ? Cette seule idée m'était si insupportable que je la précipitai dans les sous-couches de mon inconscient. Mon père est éternel ; j'en suis convaincue depuis toujours !

Un homme d'une telle force de caractère, ce marathonien de l'assistance à personne en danger ne peut tout bonnement pas s'éteindre comme les autres mortels. Il a ses faits d'armes, ce demi-dieu : dans la jeune quarantaine, à force de méditation au fond du bain, il a subjugué les médecins qui voulaient lui enlever cinq mètres d'intestins ravagés par la diverticulose. Par la seule force de sa pensée, il avait terrassé le mal ! Il plongeait ainsi régulièrement au creux de lui-même pour affronter ses démons intérieurs, ne jurait que par l'autoanalyse de Karen Horney qui prônait le tête-à-tête avec soi-même en guise de thérapie.

Je me disais donc qu'avec le sens du sacrifice qui était le sien, papa était bien capable de nous cacher la perspective de sa mort prochaine dans le seul but de nous préserver. À cette seule pensée, mes peurs se glissèrent sous les couvertures. À la tombée de la nuit, la veille de notre retour en ville, je réalisai que ce périple, c'était ma façon de lui dire ce que je n'étais jamais parvenue à verbaliser, par excès de pudeur : « Je t'aime tant, mon papa ! »

Le lendemain, sur l'autoroute 40, nous échangeâmes sur le thème de la mort. Comme je l'avais souvent fait auparavant, je tentai de lui brasser un peu l'athéisme. Peine perdue. Dieu avait quitté son monde sans espoir de retour. Pour lui, tout s'achevait six pieds sous terre. « Tu me donneras des nouvelles d'outre-tombe, quand le jour viendra, papa ? Tu viendras me pincer les orteils ? » Façon de lui exprimer à quel point la seule idée de son décès pouvait me dévaster intérieurement. Ce fut notre dernier voyage. Je l'avais peut-être senti inconsciemment.

Mais ce que j'ai surtout éprouvé violemment, au retour, c'est la tristesse de ma mère. S'était-elle sentie abandonnée à son sort, comme jadis quand la tempête s'était levée sur la plage de Wildwood, la laissant en tête-à-tête avec ses peurs ? Allait-elle faire payer son mari, à son chevet jour et nuit. Ma mère, cette énigme, cet enfant ! « Tu ne piges pas, Sophie. Je suis triste parce que j'aurais bien aimé avoir autant de plaisir avec mon mari. Il n'en a que pour vous et ses petites-filles. J'en ai marre de ses bouquets de fleurs ; je préférerais aller au musée avec lui, faire des folies de couple, sentir sa tendresse. Il est dur avec moi, il contrôle tout, j'en ai plein le dos ! »

Imposture méritoire

Moi aussi, j'en avais plein le dos… d'attendre. D'attendre mon tour. Le traumatisme des attentats du 11 septembre, en plus de nous plonger violemment dans le XXIe siècle, accéléra à mon insu mon plan de carrière et mit fin au chemin de croix des bulletins de fin de semaine. J'héritai du bulletin du midi pendant quelques mois avant de me retrouver de nouveau dans le grand manège de la chaise vide: Simon Durivage était reparti pour Radio-Canada. Le suspense dura des semaines pendant lesquelles je fis le tour de la haute direction de TVA armée d'une détermination nouvelle. Il me fallait faire la preuve que j'étais «l'homme de la situation». Et, finalement, en mai 2002, devant une généreuse salade César, le vice-président m'apprenait que le prestigieux journal télévisé m'était offert sur un plateau d'argent.

«Ma fille, quel accomplissement! La semaine de tes quarante et un ans, en plus. Tout le monde me demande: êtes-vous bien la mère de Sophie?» Dieu qu'elle était fière de son rejeton. Et j'allais lui donner mille et une autres raisons de s'émerveiller. Un an plus tard, au gala MétroStar, voilà que je me retrouvais en nomination: «Meilleur lecteur de nouvelles», auquel on avait ajouté le «trice» de circonstance.

Ce soir-là, du fond du siège 17 de la rangée P, comme panique, l'annonce me laissa en état de grâce. Un raz-de-marée, une déferlante s'ensuivit aussitôt. Je fus littéralement débordée par ce ressac d'affection et de bons mots. L'émotion me noua la gorge. Je saisis le lourd trophée, me confondis en remerciements interminables. Les mots sortirent de ma bouche dans le désordre, encore toute sonnée que j'étais de cette monumentale gifle d'amour assénée en plein visage. Je n'ai pu m'empêcher d'avoir une pensée pour maman et de me rappeler la réaction qu'elle avait eue en 1988 quand la peur l'avait saisie à l'idée de voir sa photo sur la jaquette de son livre... «Mon doudou, on se prend pour qui...»

Moi aussi, juste là, devant des dizaines de micros, j'aurais fondu en larmes... de gêne. Voilà que j'étais propulsée sous les projecteurs et les lentilles de caméras, jetée en pâture aux collègues assoiffés de clips, d'émotions et de nouveauté. Le lendemain, le malaise demeura tout aussi grand : c'est moi, ça, sur les photos, à la une des journaux ? Quel étrange sentiment. Je contemplais mon nom, je voyais bien mon visage, mais j'aurais juré qu'il s'agissait de quelqu'un d'autre. J'aurais dû enfler comme un paon, mais j'eus plutôt envie de me cacher. Comment expliquer ce clivage ? Stratégie inconsciente pour échapper à l'émotion ? Je me rappelai soudain que, la veille sur scène, les mots m'avaient échappé : « Je ne le mérite pas… »

Ce mal que j'ai à recevoir, moi qui me suis identifiée à un père qui donne tout, à défaut de suivre la voie d'une mère qui prend tout. Dont l'amour s'exprime en creux, en multipliant les demandes :

— Est-ce que tu m'aimes ?

— Mais oui, maman…

— Comment gros ?

— Gros comme la Terre !

— Alors, donne-moi ton trophée…

Habituée à donner, à multiplier les prouesses, remplir ses vides, répondre à l'insatiable demande maternelle, comment intégrer l'amour qui remplit, l'amour qui submerge ? Je ne puis qu'être en porte-à-faux avec moi-même, ignorant les règles du savoir-recevoir. Comme on se rejoint, maman, par-delà les époques : « Mon doudou, c'est bien moi, là-bas, dans la lumière ? »

Pendant que je continuais à remercier tous les saints du ciel, maman jubilait, dans le fin fond de sa petite chambre, au rez-de-chaussée ouest. Le succès de sa fille rejaillissait tout entier sur elle, lui remontait l'estime de soi en même temps que le moral qu'elle avait dans les talons en ce printemps pluvieux. Je ne pus m'empêcher de me demander si je n'étais pas devenue son hochet narcissique. Le moteur, derrière ma motivation profonde, était-il fait de la nécessité inconsciente de multiplier les prouesses pour lui en mettre plein la vue et attirer son attention ; ou pour la détourner de ce qui était insupportable ?

Mes nouvelles fonctions me faisaient vivre à 100 kilomètres à l'heure : le cerveau en ébullition, le cellulaire à la main, l'agenda de l'autre. Une vraie caricature de battante hyperactive ! Je m'agitais de façon à mettre la plus large distance entre sa paralysie et moi, son déclin et mon ascension. Pour moi, pas d'arrêt sur image. Branle-bas perpétuel, urgences à répétition, va-et-vient incessant entre la dernière et la plus récente nouvelle. Je mordais dans la vie avec ce métier qui me faisait compter les minutes, égrener les secondes. Je m'étourdissais à un rythme d'enfer et je m'en voulais de n'être pas plus présente.

« Je veux une belle photo de moi, le tombeau fermé et des roses blanches. De quoi brailler un bon coup ! » Ça y est, après le chantage à l'amour, le chantage à la mort. Elle est incomparable. « Tu vas regretter de ne pas être venue me voir plus souvent, fille ingrate », me dit-elle avec ce regard en coin et ce demi-sourire de petite chatte qui veut jouer. « Maman Thibault, ça ne marche plus ton grand numéro de culpabilisation ! » Le pire, c'est qu'elle visait juste. Je me retrouvais à court de feintes à tout coup. Plus de ripostes, plus de parades ; à découvert, le plastron à l'air. Démasquée et… écartelée.

D'un côté, le père qui ne se plaint jamais, qui semble sacrifier sa vie pour sa femme, qui lui pardonne tout. De l'autre, la mère qui multiplie les griefs. J'entrais encore une fois de plain-pied, aux regimbements de ma mère, dans la mystérieuse dimension de la relation intime de mes parents. Comment départager les torts ? Qui blâmer dans cette étrange dynamique dont j'étais le témoin silencieux depuis tant d'années ? Tiraillée entre deux mystères, j'étais incapable de prendre partie.

Mais j'avais bien remarqué à quel point la mainmise de papa sur son quotidien était totale et globale. Le dernier litige : la télévision. Maman rêvait d'en avoir une. C'était 10 dollars par mois. « Trop cher ! » avait décrété papa. « Et puis, ta mère voit mal… », avait-il ajouté comme pour se justifier à nos yeux. C'était bien vrai : il fallait désormais ajouter la vue à la liste des pertes anticipées.

La télévision, c'était son lien privilégié avec moi. Lui seul me regardait fidèlement, chaque soir, pour pouvoir ensuite commenter mes performances, qualifier l'ordre des manchettes, déplorer l'importance des faits divers ou noter notre fâcheuse manie d'illustrer systématiquement les entrevues. Voulait-il se réserver ce privilège ? J'ai finalement tranché : « Maman aura sa télé ; je m'en charge ! » Et elle put commenter à son tour : ma tenue, mon maquillage, ma voix, mes sourires. Chacun son domaine !

Absence motivée

Le temps passe, le temps file, le temps nous tue avant qu'on puisse en faire autant. Lui qui sait si bien se dilater quand on veut le retenir. Oncle Fen est mort, tante Gaby l'a suivi, oncle Jean-Louis a fait de même. Si bien que notre père est maintenant le *Dernier des Mohicans* dans la tribu des Thibault ! Mais je sens que les pertes creusent de larges fissures dans sa carapace : maman est « placée », il n'a plus le droit de conduire une auto et il doit faire le deuil de son logement après dix-neuf ans à profiter du rez-de-chaussée et de son joli jardin à l'arrière.

Papa, comme tous les autres petits vieux de la terre, déteste le changement. Son cœur nous le confirme : il s'offre un petit accident vasculaire cérébral, flanquant du coup la frousse de sa vie à mon frère qui le retrouve paralysé dans sa chambre. Court séjour à l'hôpital St. Mary. Et nouvelle urgence, quelques mois plus tard : cette fois, la diverticulose refait des siennes. À mon tour de le retrouver, au beau milieu de la nuit, allongé dans la salle de bain, sans forces. Ambulanciers aux paramédic, nouvelle hospitalisation. Je proteste intérieurement, rage contre cette fatalité qui cloue mon père à un petit lit, en jaquette translucide, relié à des sacs de liquide à gauche et à droite, au cœur de la tourmente d'une urgence débordée. J'essaie d'être à la hauteur de ses faiblesses. Je dois compenser.

— Appelle ta mère…

— Papa, veux-tu penser un peu à toi. On va d'abord s'assurer qu'on te trouve une chambre.

Oui, au fait, qui va tenir le fort auprès de maman ? J'ai maintenant deux soucis au lieu d'un : aidante naturelle à temps presque plein. Misère ! J'ai un moment de découragement et de frayeur. L'émotion me tricote une grosse boule dans la gorge. J'appelle au secours le frère de maman qui est médecin.

— Oncle Alain, qu'est-ce qu'il a, tu penses ?

— Du calme, Sophie, c'est sûrement une infection consécutive à sa dernière coloscopie.

— J'ai peur, Alain…

Cette image de mon père affaibli, d'une pâleur affolante, son petit tas de linge en boule à côté de ses jambes tachées de sang, me terrorise. Je manque d'air. À l'aide ! J'étouffe…

« Et ce n'est pas auprès de toi, maman, que je trouverai du réconfort ! » Ce deux pour un imprévu te déséquilibre.

— Tu ne m'as pas apporté de fleurs ? J'aime ça, quand tu m'apportes des fleurs.

— As-tu peur, maman, qu'il y en ait trop pour lui et pas assez pour toi ? ! Peur qu'il prenne ta place au royaume de l'impotence ? Ou sont-ce tes rancœurs accumulées qui te privent de toute compassion ?

Me voici, une fois de plus, confrontée à vos secrets conjugaux. Je me contente de faire un peu la gueule – « Bon, maman, je ne suis pas de bonne humeur » – et de prendre congé de toi plus tôt que tard. Je ne suis pas équipée pour être juge et partie dans ce procès qui vous déchire.

Papa est finalement expulsé de St. Mary, à demi guéri, à moitié mort, mais : « Que voulez-vous, madame Thibault, on manque de chambres et votre père peut s'administrer la Ciproxine lui-même. » Faut pas s'éterniser dans nos hôpitaux modernes !

Il s'est donc remis à temps pour le grand déménagement. Fidèle à son profil de curé défroqué, mon père s'était trouvé un petit quatre et demie au 11e étage des tours RockHill, sur Côte-des-Neiges, plus près de l'hôpital de sa femme. Trop haut pour ses jambes faibles, trop lumineux pour ses yeux sensibles, trop petit pour le restant d'orgueil qui subsiste en lui. Je vais l'aider pour fixer ses rideaux, Luc lui bricole un système d'alarme, cousine Josée lave ses armoires et remplit ses placards. Papa va s'*encabaner* – « pour le temps qu'il me reste » –, comme il le dit lui-même.

Top paire !

Dans le grand jeu de poker de la vie, on reçoit parfois des as. Et cette fois-ci, c'est mon tour. Dans le manège amoureux, la chance tourne de mon côté. Après des années d'essais et erreurs, enfin l'amour avec un grand A… comme alléluia. Aucun doute possible, j'ai les chakras lumineux et le cœur emballé ! Apaisement sur le front intérieur. Victoire sur mes multiples conditionnements !

Maman fait sa rencontre le jour de mes quarante-deux ans, par une lumineuse journée de printemps où je me dis que le bonheur, c'est comme un artichaut : que d'épluchage avant d'atteindre le cœur ! Elle lui dit, le sourcil en forme d'accent grave : « Si vous faites du mal à ma fille, je vous étrangle ! » Belle entrée en matière ! Maman et ses effets de toge. Elle qui peut être si drôle, si percutante. Derrière cette menace mi-figue, mi-raisin, un constat lucide : rivalité sérieuse en perspective, à ne pas prendre à la légère. Maman a bien senti ma vulnérabilité toute fraîche : « Gare à vous si vous m'enlevez ma fille unique et chérie ! »

Et pourtant… En dépit de ces illuminations sporadiques se profile une Monique tellement absente, imperméable à autrui. S'agit-il d'une lente dépossession d'elle-même sur fond de sclérose, qui lui brouille la mémoire, lui tord le corps un peu plus chaque semaine, la prive de son ouïe, de ses yeux ? Elle a fait le deuil de ses livres chéris et salue machinalement les gens sans distinguer leurs visages. À Noël, désormais, son magasin général, c'est le laboratoire orthopédique Médicus !

Ou est-ce plutôt l'âge ? J'ai toujours pensé qu'on vieillit comme on a vécu, avec ses travers amplifiés et accentués. J'ai une mère figée dans son ego, qui ne pose plus de questions à personne, qui n'en a que pour son maquillage, ses bijoux et ce qu'elle mange. Plafonnée. « Tu vis dans une bulle, *mamie-fère*, coupée du monde mouvant et fluctuant, malgré papa qui te fait la lecture, tes amis qui te rendent visite, la télévision – fenêtre ouverte sur la vie des autres – qui agrémente ta solitude. Une cécité qui se manifeste devant l'émotion de tes propres enfants. »

Un jour de canicule, cet été-là, pour une rare fois dans ma vie, j'ai eu besoin de toi. Je me sentais minuscule, fragile. J'ai osé te dire à quel point la petite Sophie avait dû grandir à toute vitesse, pourquoi elle avait parfois envie d'être rassurée par une mère qui ne faisait pas que de la figuration. Une ou deux questions normales de mère normale, du genre : « Comment te sens-tu ? » « Qu'est-ce que ça te fait ? » « As-tu de la peine ? » J'avais osé me plaindre.

— Tu ne t'intéresses qu'à toi, à ton magasinage, à tes cadeaux. Tu ne suis aucune conversation, tu sautes du coq à l'âne, tu n'as pas l'air d'apprécier la présence fidèle de ton mari toujours à tes côtés.

— Mais comment oses-tu me parler comme ça ; je suis ta mère !

Dans ces moments-là, elle me tient à distance de tir, hors d'état de nuire, grâce à cette étrange hiérarchie d'un autre temps, vieux réflexe intériorisé de marâtre de l'entre-deux-guerres à qui l'on doit respect et déférence. C'est à peine si elle se croit, d'ailleurs, le demi-sourire n'étant jamais très loin ! Comme bien des mères de cette génération, elle est parfaite, intouchable. Aucune critique n'est admise ou tolérée : « Tu es la quintessence de l'égocentrisme, maman ! » Et vlan ! Le mot était lâché. Mais la réplique allait être assassine et franchement insultante : « C'est toi, l'égocentrique ; c'est toi qui ne penses qu'à toi ! As-tu déjà pris la mesure de mon malheur, de la cruauté de mon destin ? »

Oh là ! La limite était franchie. Le reproche, savamment attrapé au vol et réfléchi dans le miroir de son âme, avait allumé un brasier juste sous mon duodénum. Je voyais rouge, moi qui ignore tout de la colère, cette courte folie. Comment pouvait-elle me dire une chose pareille, moi, la bonne fille toujours à son chevet, constamment préoccupée de son sort ?

— C'est sûrement pour ça que je t'abandonne à l'hôpital, que je ne vais jamais magasiner avec toi et que j'ignore systématiquement tes anniversaires ! Je ne suis qu'une sans-cœur, finalement.

— Mais je ne suis pas une si mauvaise mère ?

— Ce n'est pas ce que je dis, maman. Tout n'est pas blanc ou noir, dans la vie : il y a des zones de gris. Peut-on s'arroger le droit de te remettre en question, parfois ? Ou est-ce un privilège réservé aux enfants de mères en santé ?

Ce fut presque échec et mat. Elle était hermétique, impénétrable, sur la défensive. Frappante, son incapacité à percevoir ma douleur. Mon gros chagrin passa complètement inaperçu : je n'y suis pour personne, revenez demain. Devant mon nez rougi, mon regard s'attarda sur sa main morte – « sa main niaiseuse », comme elle disait – aux ongles cassés et noircis, qui me renvoyait sans équivoque à ses limitations.

« J'ai peur de votre colère. » En fait, tu as peur de tout, maman. Tu as peur de la vie. Tu t'es réfugiée dans la maladie pour mieux te protéger du monde et de ses dangers. Te protéger de la fureur de ta mère, fuir ton mari, t'assurer de la loyauté de tes sujets. Qui oserait parler franc à une femme handicapée ?

« Que tu es dure, ma fille. » Suis pas dure, maman, je vois clair. Toi, tu es la reine de la fuite en avant, ceinture noire de la parade en tout genre et de l'évitement professionnel. Et pire : manipulatrice hors pair, passée maître dans l'art de nous faire sentir coupables de tout. Surtout quand on ose te parler cru. « C'est pas vrai. T'exagères. »

Un peu plus et j'aurais juré qu'elle avait l'arme à l'œil, prête à dégainer et à me balancer à la gueule une autre de ces petites saloperies qui s'incruste et fait des ravages souterrains. Mais, tel un virus qui commence à phagocyter les macrophages pour s'assurer de bien affecter ma santé mentale, la culpabilité recommença son lent travail : je suis impitoyable ; elle est vieille et malade ; de quel droit, à quoi bon...

C'est alors que les questions du noble Bouddha me revinrent à l'esprit : « Est-ce vrai ? Est-ce nécessaire ? Est-ce bienveillant ? » Je suis condamnée aux ténèbres. Mais qu'importe. Si bien partie, enchaînons, pour le coup final :

— C'est pathétique, maman, tu n'as rien réglé, malgré trente ans de psychanalyse, malgré tous les gens de qualité autour de toi. Tu nous entretiens encore, à soixante-quinze ans, de tes blessures d'enfance. Tu radotes toujours sur la méchanceté de ta mère et l'innocence de ton père. On la connaît par cœur, ton histoire !

— Mais tu sais que je t'aime ?

Et pouf ! Coup de baguette magique. L'argument ultime et indéfendable, qui revient comme un mantra, beau temps, mauvais temps. Fin de la discussion. Il faut donc te croire sur parole. Je divague et, à t'entendre, tout va pour le mieux dans le meilleur des mondes. Voilà pourquoi ta maladie me prive de mes envies de dialogue. De dialogue yeux dans les yeux, cœur contre cœur. Je me bats contre un moulin à vent !

Départ précipité

Ses mollets d'acier n'étant plus ce qu'ils étaient, mon père tout-puissant se résigne désormais à marcher avec une canne. Funeste présage. Malgré l'interminable attente à l'arrêt d'autobus, malgré sa fatigue, contre vents et tempêtes hivernales, il prend tous ses repas avec sa femme. Ce qui lui permet, du coup, de faire provision de petits pots de beurre et de tranches de pain brun, obsédé qu'il est de manquer d'argent un jour.

En février, l'année suivante, il traîne une profonde fatigue. Ses jambes pèsent une tonne, il souffre de vertiges et il fond à vue d'œil. Sur les photos, je vois bien que, depuis l'année de ses quatre-vingts ans, papa a changé de couleur. Il entre à l'urgence de l'hôpital à la fin du mois. On commence à s'inquiéter sérieusement. Deux semaines plus tard, soumis à de multiples tests, son corps ne fournit aucune réponse digne de ce nom. Mais le 7 mars, jour de la Sainte-Félicité, la nouvelle m'arrive, au téléphone, au beau milieu de ma journée de travail : « Masse sur le pancréas ; cancer de stade 4 ; métastasé au foie. Vous comprenez, dans les circonstances, vu son âge… » Ce que je reçois me fait vaguement l'effet d'une collision frontale au ralenti avec un navire de croisière de 18 étages. Je marmonne quelques évidences sans queue ni tête et le combiné glisse de ma main droite dans un tremblement naissant qui se métamorphose aussitôt en éruption volcanique. Papa va mourir bientôt.

Je ne puis que pleurer, rager et pleurer encore. « Sors de toi, ma vieille, pense à lui, pense à ta mère. » Luc, armé de son courage, va lui dire la vérité. J'en suis incapable. « Il a été très digne ; m'a dit qu'il était foutu et a pleuré doucement. » Pauvre papa. Lui, autrefois si combatif devant l'apparition d'un symptôme, a décidé de baisser les bras. Plus de revenez-y, finissons-en. Mon frère me fait découvrir sa notice nécrologique, qu'il a écrite il y a fort longtemps en prévision de ses derniers jours. Il aura tout maîtrisé, jusqu'à la fin.

Je tiens, post-mortem, à confirmer mon décès à ceux qui n'en seraient pas informés. Je ne suis plus de ce monde depuis le… Y en a-t-il un autre ? Si oui, je ferai comme il se doit et me garderai bien de vous en prévenir. J'ai convenu avec les miens de renoncer à toute exposition de ma dépouille et à toute cérémonie funéraire. Que personne, de grâce, ne s'afflige de ma mort. Moi-même, d'ailleurs, ai eu plutôt tendance à m'en réjouir d'avance et à me féliciter de redevenir poussière comme la sainte Bible nous y incite. À Dieu, peut-être ! Et vive la vie !

S'ouvre alors une douloureuse étape de notre parcours familial. Une zone trouble où le décor perd ses couleurs, la vie n'ayant plus de goût, les êtres n'ayant plus de contours. Tout devient grisaille, épuisement et moment présent. On a l'impression de vivre au pied d'un volcan, fuyant la lave et les nuées ardentes. Vite, vite, se sauver de l'épreuve du feu. Mais il n'y a nulle part où aller ! La seule libération : le sommeil, quand il daigne se manifester.

Luc et moi, on ne sait plus sur qui pleurer. Qui, des deux parents, fait le plus pitié ? Qui nécessite davantage nos soins vigilants ? Elle pleure, perdue, décontenancée, un peu assommée par la perspective de perdre son homme, son point d'ancrage, ses habitudes rassurantes.

— Je veux le voir. Comment je peux faire ?

— OK, maman, on y va ! J'appelle le transport adapté.

Taxi Diamond ; nos anges. On pousse le fauteuil de maman jusqu'à la chambre 602. Le visage de papa se crispe dans une grimace où on peut lire tout à la fois chagrin, joie, soulagement, pitié et regret. En larmes, il rassemble le peu de forces qu'il lui reste, se redresse sur son lit et la serre dans ses bras. Les mots manquent, ne demeure que la puissance émotive de cette réunion improbable : le roc émietté devenu presque poussière, l'aidant naturel qui doit baisser pavillon devant son éternelle patiente, celle qu'il s'était donné comme mission de protéger contre les assauts de la maladie.

Coup de théâtre, tel est pris qui croyait survivre. Il s'incline donc avant elle, en bouleversant l'ordre établi des départs. Un scénario que personne n'avait prévu. Sauf Celui que mon père a peut-être recommencé à prier depuis quelques jours…

— Je t'aime, Monique !

— Moi aussi, mon chou.

Le soutien de mes proches m'apaise, mais le déchirement est tout aussi douloureux. Puisse-t-il au moins s'attarder suffisamment longtemps parmi les vivants pour qu'on ait le temps de se dire adieu! L'amour entre mon père et moi aura été une succession de non-dits et de certitudes inavouées. Ce soir-là, dans la cafétéria de St. Mary, nous mangeons des paninis tous ensemble. Une heure exquise, volée au temps assassin, où papa, bien calé dans son fauteuil roulant, trouve la force de rire et de se rappeler de doux souvenirs de collège. Comme si de rien n'était.

Des moments qui se vivent dans une mystifiante atmosphère d'irréalité. On nage, sans repos, dans une mer démontée dont chaque vague est une émotion nouvelle: déni, colère, tristesse, abattement, découragement, espérance. On vit comme les plantes, comme les bêtes, sans se soucier d'hier ou du lendemain, dans l'intensité du moment présent à saisir jusqu'à la gorge, question de mort, espoir de vie. Le prophète doublement millénaire avait bien raison: « Ne vous inquiétez pas du lendemain, demain s'inquiétera de lui-même. »

Les émotions extrêmes me tissent des journées en montagnes russes. Ce matin, la joie d'apprendre que papa sera transféré à l'Institut, près de maman, au cours des prochains jours. Une victoire non négligeable sur la bureaucratie! En après-midi, la vision insupportable de mon père, qui fait le ménage dans ses vieux documents rapportés de son appartement, qui jette les journaux trop personnels, les lettres reçues et envoyées, les notes de service de Radio-Canada, des réflexions sur la vie. Papa, lucide et déterminé, qui envoie méticuleusement une partie de sa vie à la corbeille en toute connaissance de cause. Lui qui tient maintenant à peine debout et commence à perdre la vue.

Le lendemain matin, c'est ma cousine Marie-Josée qui le veille. Il n'a pas du tout envie de déménager. Il s'est levé avec la nausée. Les médecins fantômes le soulagent avec une petite dose de Gravol. Pouf! Il s'endort. Et moi qui ai tant de choses à lui dire. Je regarde donc le temps passer, tiens sa main en lui disant que je l'aime, plie son pantalon délavé, boucle sa vieille ceinture, peigne ses rares cheveux. Par moments, une idée folle me traverse l'esprit : «Et si c'était la fin ? » J'ose lui dire, dans un étrange monologue intérieur, de laisser aller, de partir en paix, que sa mission est accomplie. Mais la raison me ramène à mes espoirs fous : «On va le guérir ! »

En milieu de journée, il ronfle plus fortement, semble se battre contre des ennemis invisibles. Je commence à humecter sa bouche asséchée par une respiration de plus en plus oppressée. À 14 heures, un infirmier vient me dire qu'il a le teint d'un mourant. Je ne le crois toujours pas : «Mais faites quelque chose, aidez-le à respirer ! »

Malaise sous la blouse bleue. J'ai oublié, dans mon affolement, qu'il y a une note au dossier : pas d'acharnement ! Mais l'équipe de jour fait une entorse au protocole. Une bonbonne d'oxygène arrive en renfort. Je prends conscience de mes contradictions intérieures : je ne peux pas lui faciliter la mort tout en me battant pour le garder en vie !

Serge, mon fidèle ami Serge, généreux, délicat, toujours attentif aux douleurs des autres, m'avait promis de nous rendre visite en après-midi. Sans le savoir, il vient assister au dernier acte. À 17 heures, l'infirmier de soir se fait plus loquace : «Il peut partir n'importe quand, il vaut mieux le veiller sans arrêt.» Impossible, il n'y connaît rien, c'est sûr. Et puis, j'ai un dernier rendez-vous avec lui, un bilan de vie d'une indéniable importance. Pas question pour moi de le louper.

À 18 h 40, il dort toujours. Ou peut-on parler d'un coma ? Mutisme complet, au poste infirmier. Je lui glisse à l'oreille, convaincue qu'il peut m'entendre : «Papa, je vais manger un panini en bas. Attends-moi, je reviens vite ! » Quelque chose me dit de l'avaler *rapido presto*, ce sandwich. Quinze petites minutes d'absence, retour à l'étage. Il ne m'a pas attendue.

Quand je remets les pieds dans la chambre 602, il manque quelque chose de fondamental : l'âme de mon père qui a fui par la fenêtre ! Fsshh… Partie, envolée, en une yoctoseconde. Son corps n'a déjà plus de couleurs, ses poumons ne cherchent plus d'air et il a, dans le faciès, une étrange expression de soulagement. Le choc me fait reculer d'un mètre. Comment survivre à une telle secousse dans tout mon être ? Comment rester debout sur mes jambes ? Dans ce lit ridicule, la carcasse de celui qui m'a conçue, l'enveloppe de mon *papidou*. Le sol s'ouvre sous mes pieds, je perds l'équilibre, un profond gouffre m'avale. J'ai tout à coup dix ans et je ne suis qu'une toute petite fille perdue. Le cri sort de mes entrailles : « Oh non ! SERGE ! Papa, papa… »

J'explose dans les bras de mon ami. Un moment d'absolue hystérie qui ne dure qu'un court instant. Je reviens aussitôt vers mon père, terrorisée par sa mort, mais avide des dernières minutes de fusion possible avec lui, ou avec ce qu'il en reste. D'un geste machinal, je me mets à caresser sa poitrine, à chercher son cœur, les dernières chaleurs de sa dépouille. Vite, vite, lui enlever ses lunettes à oxygène ; je dois m'assurer qu'il est confortable. Je me permets alors des gestes d'une infinie douceur que je n'ai jamais osé poser de son vivant, comme si de là où il est, il m'autorise enfin à libérer mille et une tendresses refoulées. Je peigne ses cheveux, referme sa bouche, caresse ses mains déformées par l'arthrite. Ces mains fatiguées d'avoir porté la Terre entière. « Oh, mon beau papa… Pourquoi ? Pourquoi ? »

Me voilà, reporter de mon propre drame, devant mon ultime *deadline* ! Comment accepter une saloperie pareille ?

Cette chienne de vie nous l'enlève, sans crier gare, sans prépa-ration. Un véritable coup de vent. Mais cette colère fugace se transforme vite en tourment : mon Dieu, comment le dire à maman ? « Luc, viens vite, dépêche-toi ! »

Mon frère, qui a lu entre les silences, arrive en trombe, bouleversé. Il se jette dans mes bras en pleurant. Réunion fra-ternelle dans la douleur. C'est vrai que la mort rapproche. Je laisse Luc seul avec son père, son héros. Pour une dernière empoignade d'amour.

Pendant que je me demande si son âme flotte au-dessus de nous, un médecin sorti de nulle part vient constater le décès, mettre une note et fermer définitivement le dossier Marc Thibault, numéro de référence 739002-14. « *I'm sorry…* Signez ici. » Et nous devons, *subito presto*, vider la chambre 602 des quelques effets personnels de notre père. Ses derniers jours ne tiennent plus que dans deux petites boîtes de carton.

Il est parti comme il a vécu, notre saint père : en parfait contrôle de sa mort, à SON heure, sans l'aide de personne, en profitant de mes quinze minutes d'absence pour filer en douce. En cinq petits jours ; merci, bonsoir, il est parti. Avec dignité, en toute discrétion, sans flafla. C'est ça qu'il mijotait : partir avant d'infliger à tous déménagement, souffrances, puis l'infâme spectacle de son agonie.

Poussières d'étoiles

À 22 heures, maman est encore en alerte, comme si elle pres-sentait le pire. Luc et moi l'abordons avec une infinie précau-tion, la tenant à deux bras, peut-être pour éviter qu'elle casse : « C'est fini, papa est mort. » Agrippée à nous, elle tente d'ab-sorber la nouvelle. Puis verse quelques larmes. Les yeux en points d'interrogation, elle nous pose mille et une questions sur ses derniers instants. Mais très vite s'impose une nouvelle réalité dans son esprit : son protecteur n'est plus. « Maintenant, c'est toi qui seras notre homme, mon Luc ! » Mon frère doit réprimer une grosse vague de chagrin. Et c'est à ce moment que notre insaisissable mère ajoute : « Sortez ma bouteille de scotch ! » Nous trinquons à la vie et à sa mort. Et maman reprend sa place dans l'ordre de mon existence : la première.

Je passe la nuit suivante dans un film noir et blanc, tout en flash-back, à humer l'odeur du veston de papa et tenter de me persuader de sa présence. À me demander dans quel univers il peut bien se trouver. Est-il en train d'errer à portée d'esprit ? Ou est-il déjà occupé à faire ses comptes karmiques devant l'Être suprême ? Très vite, je me mets en mode attente. « Il n'est pas très loin derrière le rideau, il va nous faire signe, nous contacter de nouveau. » Une forme de déni comme une autre.

Comme c'est toujours le cas dans pareille circonstance, l'heure des choix vient très vite. Il faut prendre sur soi, agir et organiser la suite des choses. Ce sera une cérémonie sans chichis, avec témoignages des proches, une urne blanche comme ses cheveux, des faire-part tout simples. Et comme des zombis, nous rassemblons photos, documents, chansons, images pour préparer le plus beau spectacle funéraire son et lumières, à la hauteur de sa vie. Lui qui a pourtant renoncé à toute cérémonie. Pour une fois, papa, on fera à notre tête !

Le jour de la crémation, dans la bien-nommée chapelle de la Résurrection, nous sommes neuf devant ce minable cercueil de *plywood*. Son nom, maladroitement inscrit au crayon-feutre, sur le côté, nous confirme qu'il s'agit bien de lui. Oncle Alain, médecin de son état, vérifie. On ne sait jamais. Maman est parmi nous, étrangement absente. « Allo, la Terre ? » Elle souffre ou elle est gelée ?

On dépose les mots d'amour des nièces, une ou deux fleurs, je ne sais plus. Un bruit de roulement de billes et le tout s'engouffre dans les entrailles de la pièce. Pour mieux se retrouver de l'autre côté, tout près des fours, des feux de l'enfer. Puis, comme des automates, le cœur en lambeaux, on se dirige vers la dernière étape, plus visible, de la cérémonie qu'il n'a pas voulue.

Au salon, elle fait son entrée comme une reine roulante: « Attention j'arrive, regardez-moi bien ! » Maman se fraie un chemin à travers la foule compacte du salon. En souriant, les dents serrées: « Vous pensiez bien que je partirais la première. Je vous ai eus, hein ? » Tous les regards se tournent vers la veuve de Marc Thibault. Veuve… je suis sûre qu'elle déteste déjà le mot ! Ça devient tout grouillant d'apitoiement autour de son fauteuil. Avant, ils se désolaient pour elle, maintenant, c'est carrément de la pitié: « Pauvre Monique, que vas-tu faire sans Marc ? Tu tiens le coup ? »

En regardant maman, ce soir-là, repartir vers l'Institut, en contemplant le vide laissé par ce père à double usage, je me dis que la perte est grande et la plaie béante. Disparu d'un coup, celui qui remplissait les deux rôles depuis toujours.

Le matin, jour de l'inhumation des cendres, je me réveille convaincue d'une chose: que papa est enfin venu me voir dans mes songes. Me rendre visite pour me dire que tout va bien et qu'il est parti ailleurs, plus loin. Cette journée va marquer une rupture définitive dans mon esprit. Aussi suis-je arrivée au cimetière ambivalente, bouleversée: le vague à l'âme, quoique plus forte de cette visite tant espérée.

Le rendez-vous est fixé à dix heures. Il fait soleil, l'été s'annonce. Maman arrive à l'avance, pour l'occasion, dans le camion adapté de son beau monsieur Mortagi. C'est le cas de le dire, elle a une gueule d'enterrement ! La mine déconfite, un peu hallucinée, comme si elle se remettait d'une solide cuite à la tequila ! Elle donne l'impression de vouloir se trouver à des kilomètres de là où elle a posé les roues, c'est-à-dire au pied de la stèle funéraire de son défunt mari, entourée de sa bien-aimée famille immédiate, sous l'orme centenaire et l'ombrelle de son chauffeur.

Tour à tour, nous vidons notre sac à souvenirs, répandons notre chagrin au fond du trou, tout près de son urne blanche : petits mots d'amour, sa veste brune, ses cartes postales, sa montre. L'ultime descente aux enfers après des semaines à vivre sur le neutre, à tenter de ne rien ressentir. Les uns après les autres, nous offrons notre témoignage, quelques sanglots, entre deux ou trois bouffées d'angoisse. Et au beau milieu de ces doux épanchements, notre mère, impassible, de glace, qui nous toise sous le parapluie, l'air de dire : « Mais de quelle planète venez-vous donc ? De quoi s'agit-il ? » Quel décalage entre notre détresse et cette étrange apathie émotive. Frise-t-elle la cataplexie ou est-elle simplement paralysée par la douleur ? « Maman, tu veux dire quelque chose ? »

Non, elle n'a rien à dire, rien à ajouter. Un silence kafkaïen règne au-dessus du secteur U, brisé ici et là par le croassement des corneilles. On entendrait une mouche voler. Luc ravale sa rage ; je mets la mienne de côté pour ramener notre mère à sa limousine adaptée. Puis nous nous retrouvons au restaurant pour un dernier repas familial et… mortuaire. Maman se remet du rouge à lèvres et retrouve le sourire. « Qu'est-ce qu'il y a sur le menu ? Je ne vois rien… »

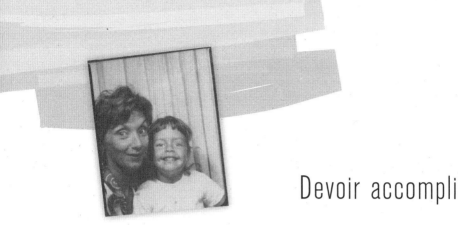

Devoir accompli

C'est dans l'abandon que l'on devient prince,
dans l'éclat de mourir que l'on découvre
le plus noble éclat de l'amour.
CHRISTIAN BOBIN, *LE HUITIÈME JOUR DE LA SEMAINE*

Envers de mission

Après avoir cumulé tous les métiers, celui d'épicier et celui de ménagère; après avoir passé des nuits blanches à partager mes insomnies, à compatir à mes inépuisables maladies; après avoir cuisiné, lessivé, récuré, épousseté et repassé; après avoir travaillé d'arrache-pied pour joindre les deux bouts, le cœur de mon époux missionnaire avait failli à la tâche.

Ainsi donc, mon valeureux sauveur avait racheté, à mes yeux, les crimes de tous les salauds de la planète. Oui, il s'était trouvé un homme sur ma route, pour prouver à l'univers, jusqu'au suprême sacrifice, que j'étais digne de vivre!

Un homme est venu qui m'a dit:
« Je prends sur moi toutes tes misères;
dépose-les dans ma besace,
j'ai les côtes dures et les reins solides.
Viens, partons ensemble,
le chemin est abrupt
mais j'écarterai les ronces
et tu m'aimeras. »

L'homme qui est venu a tenu ses promesses.
Il a, de mon chemin, écarté les ronces.
Ses côtes étaient dures et ses reins solides
et il n'a pas eu peur des chemins abrupts.

L'homme qui est venu m'a tenue entre ses bras ;
j'ai touché sa peau et mangé son âme.
L'homme qui est venu n'est pas un homme mais un ange
et la femme qu'il a tenue n'est pas une femme
mais une reine.

L'homme qui est venu m'avait dit :
« Je prends sur moi toutes tes misères
et tu m'aimeras. »
L'homme qui est venu
a écarté les ronces
et grimpé les chemins abrupts
sans jamais abandonner.
Mais bien que mille enfants
j'aurais voulu lui donner
pour qu'il devienne éternité,
je n'ai pas goûté l'homme qui est venu…

« Si tu m'aimais auparavant, Sophie, peut-être que tu m'aimes un peu moins maintenant ? Mais attends un peu. Attends que je te dise : c'est tellement difficile d'aimer. Et comment savoir quand on ne nous a pas appris ? De grâce, ne m'abandonne pas, ne désespère pas de moi. Qui sait si, tout à l'heure, je ne paierai pas cher mon impotence sentimentale. Et que, toute ma honte bue, tu m'aimeras de nouveau ?

« Et puis, tu sais, ma fille, Hemingway l'a écrit : le monde nous casse et, ensuite, plusieurs deviennent forts aux endroits cassés. Je suis déjà en morceaux ; qu'est-ce qui peut m'arriver de pire ? »

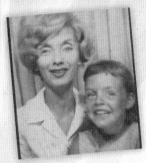

Mal de mère

Malade, on n'est pas privé de santé.
Ce serait trop facile.
On est interdit d'avenir.
Interdit de projet.
LYDIE VIOLET ET MARIE DESPLECHIN, *LA VIE SAUVE*

Jovialité vivace

Et voilà que c'est reparti ! Elle est impayable, ma mère. Son mari est disparu et il lui reste encore de la vie dans les veines. Une semaine après les funérailles, le portrait de famille a terriblement changé. Vais-je devenir son mari en jupe, sa tutrice, sa protectrice ? Son visage suinte la tristesse. Elle semble doublement paralysée.

Je pense à lui tous les jours ; la douleur aiguë du manque est vive. Je suis incapable de mettre les pieds dans son appartement, incapable d'effacer son numéro de téléphone dans mon agenda électronique. Et elle, elle évite la question. Comment savoir ce qui se trame à l'intérieur ?

— Est-ce qu'il te manque, maman ?

— Oh, Sophie, on parle d'autre chose, OK ?

Chère maman ; cher mystère ! Tu ne me demandes rien, en apparence insensible à mon chagrin. La peine me colle pourtant à la peau depuis des mois : au bureau, à la campagne, dans les restos, au cinéma. La perte immense de mon *père-mère* a jeté un voile gris sur ma capacité de bonheur. Comme si j'étais en retrait de l'existence. Mais tu me ramènes à la vie comme un poupon qui chahute et gémit, en manque de sa mère endeuillée : « As-tu acheté mon rouge à lèvres ? Je n'ai plus de démaquillant aux bleuets. Est-ce qu'on va magasiner ? Il faudrait changer les photos sur le mur ! »

Te brosser les dentiers, te couper les ongles, gérer tes nouveaux avoirs. J'hérite d'un mandat multiple : fille, mère, mari et curatrice ! Tous les jours, un appel de toi : « Sophie, je suis à côté du lit. Veux-tu me rappeler ? Viens-tu me voir ? En tout cas, quand ton père était là, j'avais plus de visite. »

Mes colères intérieures… Furax que je suis contre toi, toujours aussi dénuée d'empathie, dont les besoins sont plus criants que jamais. Ce matin-là, en encaissant tes reproches, je pleure et je hurle : « As-tu oublié de me demander si je souffre ? Peux-tu seulement concevoir que tes rejetons s'ennuient de leur père ? Toi qui as sauté sur le premier rôle dans cette tragédie du dernier acte paternel. Il est temps que l'on se parle. À visière levée. » Puis j'ajoute :

— Maman, t'es ignoble. Tu ne vois pas qu'on pédale dans la choucroute pour que tu ne sentes pas trop l'absence de papa ? À t'entendre, on n'en fait jamais assez !

— Excuse-moi, je n'ai pas de tact, pas une once de diplomatie.

Et puis, deux jours après, juste avant ta visite chez la coiffeuse : « Pourquoi t'étais fâchée, déjà, Sophie ? » Aucune prise sur toi. À moins que tu aies trouvé la défaite idéale : une mémoire défaillante, envenimée par la sclérose. J'aimerais te comprendre mieux, mais cette nouvelle dynamique entre nous est épuisante.

Il a malgré tout suffi d'un court instant pour hisser le drapeau blanc. À la terrasse d'un café, en septembre, sur Côte-des-Neiges, sous le chaud soleil d'un été qui s'éternisait, tu m'as désarmée. Au-dessus de nos têtes, le moutonnement des cumulus t'avait inspiré une splendide ode à la vie.

— Que c'est beau ! Tu as vu ces nuages, Sophie ? On dirait des gros caniches ventripotents. Que c'est chouette, ici. Tu as vu comment les filles sont décolletées ? Quelle drôle de mode. Et elles ont toutes un cellulaire à l'oreille.

— Les temps modernes, maman !

— C'est quoi, ça ?

— Un camion de recyclage. On recycle maintenant, il y a des sacs de vidange et des bacs verts.

— Ah ! oui ; c'est vrai ?

Elle découvrait tout à coup la vraie vie, les saveurs, la lumière, l'agitation de l'*homo erectus*, les bruits de la rue. Elle qui était confinée à sa chambre, à la salle à manger, à quelques corridors bruns et à deux balcons fleuris. Papa, de son vivant, la gardait bien à l'abri de la vraie vie, finalement. Trop de trouble ? Trop de fatigue ? Trop cher, le taxi adapté ? Comment savoir...

« On est bien, hein, mon amour ? Le temps passe tellement vite. J'aimerais que ça dure toujours ! » Allez résister à un tel cri du cœur ! Tu m'as eue, petite mère, en plein là où ça fait mal : dans ma boîte à compassion. Cette absolue soif de vivre qui est la tienne ! Inaltérable. La mort de ton mari n'y a rien changé.

— T'ennuies-tu de papa, dis-moi ?

— Je lui parle, il est là. Parfois, je sens sa présence. Mais tu sais, il était tellement contrôlant, ton père. Et puis, maintenant, j'ai des sous et je fais ce que je veux.

Formidable avantage, en effet, pour une femme de tout temps dépendante de son mari pourvoyeur. La revanche de la sacoche !

« Hier, tu sais que monsieur Mortagi a baisé ma main ? Quel romantique ! Je l'haïs pas, lui ! Et puis, t'as vu comme il est beau ? C'est comme Bernard, le fils de ma voisine morte l'an dernier. Il vient dîner avec moi tous les jours. Il est d'un chic, dans son costume de professeur. S'il me demandait en mariage, je pense que je dirais oui ! » Quelle mère vaudevillesque ! Et qui ne sait s'embarrasser des convenances. La morale, la tradition, porter le deuil, très peu pour elle : vivons, au risque de scandaliser. Son mari vient à peine d'être enterré : « *So what ?* » dit-elle. On jurerait qu'elle s'en tamponne un peu le coquillard…

J'en perds mon latin. Mais y gagne quelques pistes de compréhension du puzzle maternel. Malade, il n'y a plus rien qui ne soit pas devenu essentiel à ses yeux. Rien ne compte pour elle, à part le moment présent. L'attention des uns, l'affection des autres. Comme si elle en avait manqué toute sa vie. Comme si elle faisait provision pour l'éternité à venir. Comme si papa n'était qu'un vague souvenir.

En décembre de cette même douloureuse année, peut-être parce que notre père occupe un peu trop notre esprit à son goût, maman troque l'Institut pour l'Hôtel-Dieu de Montréal. Au petit matin, au fond du lit, Dieu sait comment, elle se casse la hanche. En deux temps, trois mouvements – pin pon, pin pon – et celui qu'il faut pour crier ciseau, tout un fan-club se précipite à son chevet. La péripétie dura deux semaines. Anesthésie générale, opération à cuisse ouverte, infection subséquente, soins intensifs, intubation ; une autre magistrale frousse ! Luc et moi faisons la navette entre le boulot et l'hôpital, pétris d'inquiétude. Pendant un court instant, dans la salle d'attente, mon esprit s'égare et fait le compte des années et des souffrances. Pour me retrouver en proie à une soudaine et violente attaque de lâcheté : à sa place, j'en finirais… Et si la veuve joyeuse, sclérosée, déhanchée, affaiblie, vieillissante, se donnait la permission de débrayer.

Débrayer – comme s'entendent pour le dire messieurs Larousse et Robert – « effectuer la manœuvre qui consiste à supprimer la liaison entre le moteur et les roues ». Cesser volontairement et collectivement le travail en tant que geste de protestation. Protester contre son sort, rendre les armes, couper le fil à la patte, crier grâce : « Ça va, j'ai assez donné, assez galéré. » Comme dans « travailler d'arrache-pied ». Oui, j'ai presque perdu espoir, baissé les bras pour elle. Mais la médaillée d'or de la résilience n'avait pas dit son dernier mot.

Au lendemain de la chirurgie, couverte de bleus, attachée à mille et un tubes, une canule dans la trachée, avec sa figure de papier mâché, édentée et pâlotte, elle chuchote péniblement : « Mon rouge à lèvres, vite ; Bernard va me voir ! » Esclaffement général ; définitivement, elle va mieux ! Notre indestructible mère, paquebot insubmersible, n'en est pas à sa dernière escale. Nous sommes tous soulagés. Et juste avant qu'elle ne sombre de nouveau dans la paranoïa aiguë, agressive et désorientée – étrange réminiscence de son entrée à l'Institut en 1998 –, on la ramène dare-dare chez elle, dans cette chambre encombrée qui est devenue, bien malgré elle, son port d'attache.

Ça lui fait une belle jambe toute neuve : tige de fer, quelques vis, arborant une cicatrice interminable, dont elle n'est pas peu fière ! Préposés et infirmières se rendent contempler « la belle ouvrage » du docteur Plombier. Elle revient juste à temps pour partager une nouvelle agonie, celle de sa plus récente compagne de chambre, cent ans bien sonnés, la peau et les os, sourde et aveugle, mais sourire irrésistible, soir et matin.

Ce qui fait de maman une recordwoman d'assistance aux départs précipités : vue imprenable sur cinq allers simples vers l'au-delà en l'espace de huit ans ! Même les plus endurcies y laissent une parcelle d'elles-mêmes. Maman itou. Les choses sont ainsi faites : dans ces grands hospices qui se veulent des milieux de vie harmonieux, on ne dispose pas de mouroirs particuliers pour ceux et celles qui en ont fini avec la vie. Ici, on meurt en chœur !

Arrive une nouvelle voisine, quatre-vingt-quatorze ans, bon pied bon œil, charmante, lucide, quoiqu'un peu désorientée.

«Ils sont de quelle couleur, vos yeux, madame Thibault?» Et pour la vingtième fois: «Verts, madame, pers verts; comme dans cochon!» Maman fait une belle paire avec cette nouvelle complice. Lui présente ses nombreux amis, l'initie au bridge du vendredi, la traîne avec elle chez la coiffeuse, l'amène prendre un Revello au café du deuxième. En prime, elle lui donne ses trucs: ne pas manquer la messe du dimanche, seule façon de sortir du lit avant midi. Parce que la fin de semaine, les préposés se font rares et les siestes s'éternisent. «On a le temps de mariner longtemps dans son jus», comme tu dis, maman!

«Quand même, tu ne t'ennuies pas à l'Institut. C'est mieux que tes quatre murs de Northmount, dans le temps, non?» Oui, elle en convient. Après huit ans de ce régime d'abord *inhospitalier*, détesté, toléré, puis apprivoisé, l'hôpital est devenu sa demeure... à demeure. Loin d'ici, elle perd le nord. Sa routine est peuplée de visages amis et de bras secourables: infirmières, médecins, ergothérapeutes, psychologues; une armada de spécialistes à son chevet. Sans compter tous les préposés aux bénéficiaires, ces *P.A.B.*, comme on les appelle: Gilles, qui l'a baptisée l'archiduchesse; Karina, qui lui a appris des mots en russe; et Vénantie, qui lui parle de son Rwanda natal. Elle voyage par soignant interposé! Et Pierrette, son incomparable dame de compagnie, qui veille au grain, supervise, lui tricote des bas, coupe ses pommes, ajoute au *steak petits pois patates en poudre* un peu de magie biologique, fait le ménage de ses chemises... Que ferions-nous sans ce supplément d'âme dans la vie de notre mère?

Elle gagne donc une voisine, mais perd son fils la même année, qui, non sans peine, déménage ses pénates et toute sa famille dans l'Outaouais, pris d'une furieuse envie de s'éloigner de nous deux. Envie de mettre une saine distance entre lui et les mantes religieuses de sa vie! Il en veut à sa mère d'avoir abdiqué face au père omniprésent, m'en veut d'avoir pris toute la place, se rend malade de culpabilité. On dirait que la disparition du père provoque une sorte de catharsis libératrice. Un peu comme si papa avait été le ciment qui faisait tenir artificiellement cette jolie famille dysfonctionnelle. Luc fait donc la grève, crie « absent » et part gérer au loin l'immense colère née de son sentiment d'abandon. Pour son plus grand bien !

Itinérance affective

« Chaque famille est un radeau de naufragés », écrit Christiane Singer. Dans le cas des Larouche-Thibault, le rafiot commence à s'approcher de la terre ferme. Si chaque génération doit traiter ses dysfonctionnements dans l'intérêt de la prochaine – eh bien ! – nous y sommes.

Chez nous, le roman familial s'est toujours décliné sous forme de confrontations à deux : le père contre la mère, le fils contre la fille, les femmes contre les hommes. Voilà qu'on commence à apprivoiser la triade ! La distance, qui a son importance, permet à Luc et à moi de faire le ménage dans les doubles messages de papa, qui étaient nombreux et subtils. Un grand coup de balai dans les programmations passées. La compétition séculaire entre lui et moi s'estompe, comme si la courroie d'entraînement s'était rompue. En quelques mois, on fait le deuil du vieux film en noir et blanc qu'on connaît par cœur : « Papa a raison ». Et si maman n'avait pas si tant tort... L'enfant prodigue est donc revenu au bercail et nous faisons enfin la paix.

Le roman noir de la vie de notre mère nous fournit l'occasion du pardon : elle a fait de son mieux avec son sac à dos de vagabonde. Elle qui nous l'a sans cesse répété comme un mantra : il n'y a pas de coupables, seulement des itinérants à la besace à demi pleine. Des irresponsables. Qui se démènent avec les outils qu'ils ont en main. Accepter notre mère telle qu'elle est : voilà le cadeau de l'âge adulte, inépuisable source de libération. À l'orée de la cinquantaine, une fois la souffrance apaisée, les tensions relâchées, l'ultime rencontre est enfin possible avec cette femme mystère.

Mal aux jambes, mal à l'âme, qu'est-ce que le jargon de ses organes a bien voulu exprimer ? Les traumatismes de l'enfance lui ont attaqué l'immunité, l'ont « jetée à terre » et confinée à l'antichambre de la vie. « C'est comme si tu avais pris très tôt, maman, une *assurance abandon*, en oubliant ton guérisseur interne. L'unité corps-esprit, tu as laissé ça à Marc ! Mais du coup, tu m'as forcée à chercher l'équilibre, à remettre en question le sens de l'existence, à ne rien tenir pour acquis, à dénoncer les injustices. À force d'explorations, tu m'as presque transformée en mystique, me léguant patience, tolérance, gratitude et courage. Je glorifie la vie en très large partie grâce à toi et tes combats, cherchant à ne pas dévier de mon mythe personnel, la voie du cœur, la seule et unique. » Le patrimoine maternel, c'est tout ça !

« Vous m'attendrissez, maman, toi et ta soif de bonheur. Vous me donnez toutes les raisons du monde de ne jamais me plaindre de mon sort et d'accueillir chaque aurore comme un cadeau du ciel. Toi et ton courage, ce mot que tu as en horreur, mais qui vient à l'esprit de tous ceux qui te voient rouler ta bosse, l'index résolu, la colonne vaincue par la scoliose, rongée par les plaques. Toi qui as su faire l'économie d'un débat intérieur qui déchire pourtant tous les vieux à venir : suis-je un fardeau pour les miens ? Tu survis, tu encaisses, tu rigoles, tu fais des jeux de mots, même si la vie s'est évertuée à te mettre mille bâtons dans les roues. »

Ultimes révélations

C'est dans cet esprit qu'on a célébré ses quatre-vingts ans, le 14 janvier 2008. Chez son amie Denise qui nous a généreusement ouvert son immense condo. Traiteur, présentation vidéo, souvenirs, cadeaux, photos, musique. ♪ *C'est toi, maman, la plus belle du monde...* ♪ Une surprise émouvante pour une femme exceptionnelle au destin étonnant. Quatre-vingts ans... au-delà de l'espérance de vie d'une femme en santé ! Trente invités : famille, vieux amis, admirateurs...

Quand les feuilles commencèrent à jaunir, à l'automne, je pris l'initiative de lui lire les toutes dernières chroniques – les miennes, au fait – de notre journal à deux voix. Au Duc de Lorraine. Avant même d'entamer son café au lait, elle explosa d'un chagrin sonore et dégoulinant. Un chagrin comme ceux qu'elle exprimait vingt ans plus tôt.

« Quel règlement de comptes. Tu me détestes. Comment oses-tu ? » Les clients m'ont jeté mille et un regards réprobateurs. « Fille ingrate ! » Me suis lancée dans les explications : « Mais voyons. Ce n'est pas ce que tu penses, maman, un peu de calme. » Peine perdue ! La crise a duré une semaine. Une longue semaine. Le temps que tous les arbres se dépouillent de leurs couleurs. Par un jeudi frisquet, à la recherche d'un coin sombre pour régler nos comptes, nous avons abouti à la chapelle de l'Institut. Et là, coincées entre le petit Jésus, une statue de la Vierge et un buste du frère André, dans les effluves d'encens et de cierges bénis, j'ai osé lui dire en pleurant comme une fillette ce que des années de retenue m'avaient défendu de verbaliser : j'aurais aimé avoir une mère sur pied !

« Cette satanée sclérose qui a pris toute la place. Je suis fatiguée d'être ta mère, ta secouriste, ta soignante... » Tout y est passé. Et j'ai senti que ce langage du cœur, ma détresse grandeur nature, perçait la grande muraille de sa colère. Elle m'a fait rire, nous avons renoué et j'ai séché mes larmes. Maman m'avait enfin entendue et donné l'absolution : «Va en paix, je te pardonne tes péchés!» Elle avait raison : j'étais impitoyable, injuste, ne lui donnais pas l'occasion de se défendre, de présenter son point de vue. Formidable thérapie que cet exercice d'écriture que nous avions entrepris. Avec émotion, l'œil humide, je lui ai relu mes dernières lignes ; en grosses lettres, ma toute dernière compromission, qui devait tenir lieu de conclusion : JE T'AIME, MAMAN !

C'était la première partie du dernier acte de notre relation et je n'en savais rien. La vie était en train d'orchestrer les dernières partitions de la symphonie. Luc, de son côté, tout au bonheur renouvelé de voir sa mère sous un nouveau jour, la baladait partout, le samedi venu : l'Oratoire, le cimetière Notre-Dame-des-Neiges, une salade italienne chez l'italien, un millefeuille à la pâtisserie. Il la prenait en photos, la filmait, la mettait en scène telle une vedette de cinéma, comme si le temps pressait, comme s'il fallait ajouter à nos souvenirs déjà nombreux la preuve de notre amour retrouvé.

« C'est le plus bel automne de ma vie, mon beau Luc ! » lui a-t-elle déclaré, tout sourire, par un après-midi radieux. Il repartit vers Gatineau le cœur léger, avec le sentiment de la filiation accomplie.

Sclérose intergénérationnelle

Nous tenons de notre famille aussi bien les idées
dont nous vivons que la maladie dont nous mourrons.

MARCEL PROUST,
À L'OMBRE DES JEUNES FILLES EN FLEURS

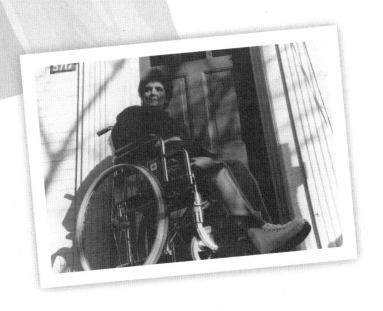

Malheur génétique

Nous mourrons, paraît-il, comme nous avons vécu. Ça promet ! Les nouveaux curés de l'âme affirment que tout serait inscrit dans notre hérédité – ce cadeau de Grecs – depuis notre conception. Ainsi donc nos gênes sauraient déjà, eux, comment nous allons vivre et mourir. Et pas nous. Belle solidarité ! La maladie serait une espèce de langage du corps, une forme de trahison des secrets enfouis dans les replis de notre âme.

Mais au fait, Sophie, dis-moi, qu'est-ce que l'âme ? Y en aurait-il donc des plus belles que d'autres ? Des âmes plus transparentes, plus jeunes, moins meurtries, qui garantiraient la beauté et la santé ? Et d'autres plus fragiles, plus aigries, plus blessées, qui appelleraient les maladies et les atrophies à l'insu de ceux et celles qu'elles habitent ? Le corps serait-il ce grand bavard que l'on craint ? Ma saloperie à plaques serait-elle une sorte de face cachée de ma mère dénaturée ?

Pourtant pas nécessaire d'être une spécialiste des émanations intemporelles pour comprendre qu'une panne de soi peut être transmissible de mère en fille. En cherchant à se venger de son père, ma mère m'a subtilement – inconsciemment ? – refilé son propre sentiment d'abandon. Ce qui expliquerait que, devenue mère à mon tour, la crainte et l'appréhension se soient installées en moi. « Et si c'était votre défection, maman Rose, qui avait fait de moi ce que je suis devenue ? »

J'ai eu tellement peur d'elle que, dans mon infinie innocence, je lui ai peut-être tout bêtement ressemblé. Quatre-vingts ans n'auront pas suffi pour m'en détacher. « Délivrez-moi de vous, ma mère ! » Quand je me remémore la sécheresse de son cœur et la froideur de son regard, c'est la panique en moi à chaque fois : et si j'avais fait de même avec les miens ? Comment être mère quand on n'a pas été correctement maternée ? « Comment allais-je pouvoir aimer après vous avoir survécu, maman ? » L'attitude abrutissante de ma mère laissa ses empreintes sur le sable de mon désert affectif. En filigrane, elle a toujours été là. « De vos geignements, maman, j'aurai eu ma ration. Il n'est pas un côté soleil de ma vie que vous n'aurez recouvert de votre ombre. »

Et puis, quelle enfant je suis demeurée. La même, finalement, que j'étais lorsque je cherchais en vain le sein dérobé, le câlin apaisant, le regard rassurant. Je m'en souviens – ô horreur et damnation – comme si c'était hier. Pas moi, bien sûr, pas ma mémoire, mais mes émotions contenues qui se sont réfugiées dans mes terminaisons nerveuses. « Je suis demeurée habitée du même chagrin, de la même infinie tristesse et de la même extrême désolation qu'à l'époque où je ne voyais que vous. Vous qui ne m'aperceviez pas. Vous qui ne vous retourniez pas. Vous qui jamais ne vous retourniez pour me regarder. » Il y a mille façons de détruire la santé d'un enfant, mais la plus sûre, la plus néfaste comme la plus dévastatrice, c'est d'abîmer en lui sa puissance d'amour.

Tout récemment, notre bondieusard d'aumônier me proposa de passer par le don. « N'avez-vous pas déjà remarqué que dans pardon, il y a le mot "don" ? » Passer par le don ? Je trouvai le projet intéressant, l'idée noble. Pardonner, moi qui n'avais pas su mourir quand cela eût tant plu à ma mère. Mais pardonner quoi et à qui au juste ? Pardonner à Dieu-ma-mère, qui n'avait jamais daigné se pencher, ne serait-ce qu'un court instant, sur ma misère morale, mes angoisses existentielles et ma tremblote corporelle ? Pardonner à Saint-Parfait, qui fut à la hauteur de mes besoins mais si peu à la mesure de mes désirs ? Pardonner, moi, comme si j'étais suspendue entre un bon et un mauvais larron ?

« Dites, ça me redonnera mes jambes si je vous pardonne, maman ? Vous qui ne saviez pas. Vous qui ignoriez que l'amour était tendresse, encouragement, désintéressement, ouverture aux autres et respect inconditionnel de la liberté. Vous qui ne connaissiez absolument rien à tous ces senti-ments. Vous qui ne saviez rien de l'amour. Et comment auriez-vous pu faire ? Des siècles de bêtises vous recouvraient ; une religiosité morbide, remplie de péchés, vous possédait ; hypo-crisies et faux-semblants engorgeaient votre cœur et votre âme. » C'est mauvais, bien sûr, on le sait, une mère qui mange ses petits, mais ça existe. On n'y peut rien, ça n'a rien d'extra-ordinaire. C'est humain, ça n'a rien d'alarmant. Ça tire un peu les larmes, c'est tout.

Mais que l'on pardonne, que l'on oublie ou que l'on s'en-ferme dans le ressentiment, arrête-t-on jamais de se languir hors de ce paradis perdu qu'est le ventre de sa mère ? De cet éden dans lequel nous flottions, tout fœtus que nous étions, sur une mer verte et tranquille ? Oublie-t-on jamais ce lieu magique où la vie n'était que douceur, calme et volupté ? Depuis cette expulsion *manu militari* du champ de bataille utérin, n'aurai-je donc été qu'un cul-de-jatte d'amour ? Qu'un maillon faible de plus dans la chaîne des descendantes Larouche qui, de révérende en matrone, ont métamorphosé leur amour maternel en porte-douleur ?

Si la vie est cul-de-sac
si les mots sont vides de sens
si la lune n'éclaire pas la nuit
ni le soleil le jour
si les hommes sont des bêtes
et si les bêtes sont des os
pourquoi alors s'entêter à marcher ?

Si l'air qu'on respire
les gestes que l'on pose
les lieux où l'on va
les mets que l'on goûte
les mains que l'on touche
sont des signes de mort
d'où vient donc cet amour
suspendu dans l'erreur
qui fait battre mon cœur
et me donne du rythme ?

On ne s'habitue donc jamais. D'être toujours derrière. Derrière les autres, derrière sa vie. Au fil des années, ma colère d'exister et moi en ont pris tout un coup. À jamais emprisonnée dans mon corps, je me réjouis malgré tout d'être toujours debout dans ma tête malgré cette vie piégée qui a été la mienne.

Et aujourd'hui, peu importe les paralysies que je porte au cœur et au corps, je vivrai. Pour le défi et pour la folie, je vivrai. Pour l'impertinence et pour demain, je vivrai. Pour l'amour et la tendresse, je vivrai. Pas question pour moi d'aller rejoindre ces vieilles croûtes et leurs rogations au terminus sanctus de la vie en attendant le départ pour le *nowhere* éternel.

Y a-t-il quelque part quelqu'un qui serait prêt à porter assistance à une résistante en sursis, taraudée par un impérieux désir de vivre ?

Sortie de secours

Les enfants ont tout, sauf ce qu'on leur enlève.
JACQUES PRÉVERT, SPECTACLE

Dernier acte

Mille et une fois, je t'ai porté assistance, maman. Comme tous ceux qui t'ont entourée. À ton chevet sans relâche, sans pause syndicale. Tout ce temps supplémentaire pour toi qui, renfrognée et cafardeuse, appelait de tous tes vœux, le printemps venu, un changement de décor. Tu voulais changer d'air, aller voir ailleurs si nous y étions. « Mais que cherchais-tu donc à fuir ? Ton logis ou ta maladie ? »

Et voilà que s'amène un petit mercredi ordinaire, exceptionnellement froid pour la fin d'octobre. Une semaine, jour pour jour, après les quarante-cinq ans de Luc, tu entres d'urgence à l'hôpital : une sale grippe. Accourue à ton chevet, je comprends très vite que l'heure est grave. Un son de percolateur s'échappe de ta gorge brûlante. Le Gravol t'a rendue comateuse. L'ambulancier me lance un avertissement qui a toutes les allures d'une prophétie : « Cette dame, elle ne se plaint pas. *She's a tough cookie !* Ce sont les patients les plus dangereux, ils peuvent nous réserver des surprises... Madame Larouche, vous m'entendez ? »

Ma pauvre maman, en jaquette bleue, oxygénée, ballottée sur la civière, fait son entrée à l'hôpital juif par la grande porte des soins intensifs, après une courte balade, sirènes hurlantes. Radiographies, prises de sang – *« Come on, my dear, it won't hurt »* – perfusée, immobilisée – bip bip –, instantanément branchée à mille et un solutés. Le portrait n'est pas encourageant : une pneumonie. Reconnue par les habitués de l'endroit comme la Grande Faucheuse de l'âge d'or. Vingt-trois ans plus tôt, la même intruse l'avait laissée tétraplégique. Mais aujourd'hui ? Il n'y a plus rien à attaquer dans ce corps qui s'est avoué vaincu. Ce qui a l'heur de transformer mon angoisse en terreur.

Luc arrive en trombe de Gatineau, suivi du plus que fidèle Bernard et d'oncle Alain. Pierrette se pointe aussi, dévastée. « Elle m'a dit avoir vu Marc à son chevet, hier matin ! » Alors quoi, même toi, papa, tu la vois venir de là-haut ? L'écrivaine, qui vient à peine de se redonner vie sur papier, est-elle déjà à l'article de sa mort ?

Nous nous retrouvons, tissés serrés autour d'elle, à l'envelopper de nos douceurs et de nos paroles rassurantes : « Tiens bon, on t'aime, ça va passer. » Mais ça ne passera pas… cette fois. Notre handicapée olympique en a visiblement assez des records inhumains. Comme j'en ai très vite assez de voir maman – ma mère *vavavoum* – ainsi torturée, piquée, repiquée, radiographiée, tâtée, retournée comme une crêpe : « *Hang on, you can do it*. Reste avec nous, *madam* Larouche. » J'assiste à l'abandon des abandons, celui de son corps épuisé qui crie grâce – « assez d'interventions » –, de ses petites jambes figées et à découvert – « Fichez-moi la paix, j'ai assez donné ! » – de sa poitrine qui bondit frénétiquement sous les assauts du respirateur – « Assez survécu ; laissez-moi désaturer, défibriller… et m'envoler ! »

Le soir même, elle nous refait pourtant son grand numéro. Sur les écrans hypnotisants, il y a enfin de bonnes nouvelles : la pression chute, son cœur ne s'affole plus. Elle ouvre les yeux pour mieux lancer à Bernard quelques regards invitants parés de deux ou trois clins d'œil intéressés. Soudain, le soulagement, l'espoir, quelques éclats de rire qui enterrent le bruit de nos larmes, le son des machines, de la quincaillerie affolante des soins intensifs. Certains d'entre nous s'attendent même à ce qu'elle réclame son rouge à lèvres! «Quoi, que cherches-tu à dire, maman, derrière ton masque?» «Mieux que ça, tu meurs...» Évidemment.

Sa dernière réplique, sa dernière parade. Le lendemain matin, le scénario appréhendé se répète: elle change de couleur, se noie dans ses poumons. Nos visages n'en finissent plus de s'allonger. Les radiographies annoncent clairement la fin des haricots. L'interne prononce les mots qui condamnent, les mots qui sonnent le glas: état critique, soins de confort, morphine, comme dans *mort fine...* Je retourne une énième fois prendre l'air dans le vestibule de l'urgence. Faire le vide, gérer la brutalité de la vie, l'empressement de la mort.

Vendredi, un soleil éblouissant: *A beautiful day to die.* En soirée, résignés, ahuris, nous faisons taire la mécanique intensive, retirer l'aide à la survie. «Bon voyage, ma *mère douleur*!» Et elle part doucement, un souffle après l'autre, à une heure du matin, jour de l'anniversaire de Bernard, son saint visiteur. Cette nuit-là, la mère de tous les maux, la culpabilité, me quitte. Mon immense chagrin côtoie déjà une certaine forme de soulagement: fin du mélodrame, elle ne souffre plus.

Tu l'as eu, ton beau cercueil en chêne. Tu les as eues, tes roses blanches et tes glaïeuls. Et ils sont venus nombreux pleurer et rire sur ta tombe. Dans ce cimetière si joli, où, dix jours plus tôt, tu roulais ton p'tit bonheur avec ton fils, nous sommes allés te porter en terre, au grand soleil d'un vendredi d'Halloween – *trick or treat?* – dans le vent doux d'une fin octobre aux accents d'été indien. Le directeur des pompes funèbres me donna ton bracelet d'hôpital: *Monique Larouche-Thibault, rez-de-chaussée ouest.* Solidement attaché à ton poignet pendant onze ans, ton bracelet de *mère-enfant*, de petit bébé fragile, devenu nouvelle opportunité de dialogue avec toi, *maman sous terre* : « Et alors, cette mort subite, un ultime élan vers le bonheur ? »

Notre acte de naissance est ainsi devenu, sans crier gare, acte de décès. Je t'ai remise au monde et tu en as profité pour le quitter, alors que nous apposions le point final à la mise en pages de nos états d'amour. Tu voulais le dernier mot, tu l'as eu ! Ce journal à deux voix nous a permis de nous retrouver comme au temps de nos sorties au casse-croûte du Woolworth. Où les serveuses rose bonbon nous préparaient un chocolat chaud. Et où ça s'achevait invariablement derrière le rideau de velours, dans la machine à photos. Du temps où tu étais une maman encore valide, du temps où tu savais encore pouffer de rire : « Dis *cheeze*, ma Sophinette ! » Deux gamines...

Libération inconditionnelle

Mourir est peut-être la chose dont j'ai le moins peur.
Vivre m'a paru souvent bien plus difficile.

JULIETTE GRÉCO

Bonheur démasqué

Le bonheur et la mort, c'est la même chose. Tous les deux sont imprévisibles ; on ne sait jamais s'ils arriveront à tenir leurs promesses. Libertins et malotrus, ils ne se gênent pas pour s'imposer ; un beau jour, on se bute dessus : terminus, tout le monde descend !

Le bonheur et la mort, deux sœurs cloîtrées qui s'enlacent dans l'ombre d'un couvent ; deux enfants futés qui s'échangent des billes. Le bonheur et la mort, un gros chat noir et sa copine de laine blanche.

Le bonheur et la mort, deux bêtes sauvages ; personne ne sait comment les apprivoiser. Le bonheur et la mort, le désert et l'oasis qui se narguent. Mais attention, la mort sape et le bonheur menace. Plus que la mort qui surgit en son temps, je crains la mort des vivants.

Le bonheur, je l'ai, là, dans le creux de ma main. J'ouvre les doigts – attention ! – il est tombé. Il roule, je le rattrape. Il roule, je vais le perdre – non ! – j'en mourrais. Puis j'ouvre les doigts, il est là, j'en tremble encore. Je l'ai, mon bonheur, au fond des entrailles, bien au chaud. Je crains tant pour lui. S'il fallait ; le vent, la pluie…

Je l'ai, là, mon pauvre et fragile bonheur, au cœur de mes os et de mes nerfs épuisés. Ferme les yeux, mon bonheur, et meurs un peu avec moi. Vois, sous mes paupières alanguies, l'eau du lac qui s'allonge et le cygne tout dessus qui l'effleure.

Regarde là-bas le printemps qui s'avance, le printemps de la mort, saison capricieuse au bras de son amant. Regarde-le bien ce printemps victorieux – ah! mon bonheur – qu'il est grand de savoir mourir!

Notice de départ

Nom: Larouche. Prénom: Monique. Âge: celui de la délivrance méritée. Profession: amoureuse inconditionnelle de la vie. Mention d'honneur: sclérosée *sacrifice causa* – 50 ans d'allégeance sans faille. État d'âme: *abandonnienne* de type survivante. Cause du décès: *pneu-Monique* subite et fatale. Dernière volonté: désireuse d'offrir ses mots en héritage pour ne pas mourir tout à fait. Prière de noter: l'espace occupé par la nouvelle résidente au jardin des trépassés demeurera disponible en tout temps pour rassembler les survivants qui, de la vie, auront appris à marcher dans leur cœur...

Remerciements

De mon ailleurs meilleur :

Merci, Marc, pour cette vie envers et contre tout…

Merci, Luc, mon fils, pour ton aide technologique et pour m'avoir offert le plus bel automne de ma vie.

Merci, Bernard, d'avoir adouci mon existence assiégée, et d'avoir fait le voyage avec moi jusqu'au bout.

Merci, Pierrette, d'avoir si bien veillé sur mes dernières années. Pour vos petits plats végé, nos parties de Boggle, nos fous rires.

Merci, Alain, mon frère aimé, pour ta présence rassurante et ces derniers instants de vie.

Merci, Marie, Mia, Maryvonne, Janette, Thérèse, pour ces longues années d'amitié.

Merci, Mona, pour les gâteries, Claude, mon ménestrel, pour vos chants d'amour, Jocelyne, pour ce lunch rocambolesque, Estelle, pour notre bridge hebdomadaire, Édith, pour nos échanges savoureux, Romaine, pour votre piano magique.

Merci, Mme Moisan, vous étiez la colocataire idéale !

Merci, May, Adèle, Gilles (Igor !), Yuri, Marie-Andrée, Ginette, Lorraine, Micheline, Alix, Dr Ong, et tous ces visages hospitaliers de l'IUGM qui m'ont adoptée et soignée.

Merci, Daniel et Allal, de Taxi Diamond, mes anges gardiens, mes jambes bioniques.

Et moi, j'ajouterais :

Merci, Jean, bienheureux porte-plume, pour l'idée de génie et ce fabuleux sens du *timing*. Merci d'avoir redonné une voix si juste à ma mère aphone.

Merci, Uc-Bo, d'avoir participé à ta manière à cette épopée familiale sur papier.

Merci, Josélito, mon lecteur préféré, pour tes conseils précieux et ce cœur que tu as immense.

Merci, Denise, pour ce premier coup de pouce littéraire et cette dernière fête chez vous, en hommage à sa longévité.

Merci à la formidable équipe des Éditions de l'Homme qui a concrétisé un rêve.

Merci à mon ami Besner d'avoir accepté d'illustrer si brillamment notre cœur-à-cœur.

Merci à Diane Rivard et son équipe de la Société canadienne de sclérose en plaques, division Québec, pour l'apport constant à cette noble cause… Un jour, cette saloperie en plaques ne sera plus qu'un pénible souvenir.

Merci, Nicole, pour ta bienveillance et l'équilibre que tu insuffles dans ma vie intérieure.

Merci, mes amies et amis, pour votre soutien précieux. Je vous aime.

Merci à toi, mon amour avec un grand A, pour tes encouragements, ton jugement impeccable, ta force et tes conseils judicieux… Tu es mon bonheur et ma vie.

Et merci tant de fois, maman… d'avoir été une telle mère !

Table des matières

Expropriation filiale 15

Symbiose matricielle 111

Résignation d'emprunt 191

Apprivoisement institutionnel 215

Devoir accompli 249

Mal de mère 253

Sclérose intergénérationnelle 265

Sortie de secours 271

Libération inconditionnelle 277